孔氏医案

清·孔继菼　著
郑丰杰　整理

U0308031

中国中医药出版社
·北京·

图书在版编目（CIP）数据

孔氏医案/清·孔继菼著. —北京：中国中医药出版社，2014.6
ISBN 978-7-5132-1849-8

Ⅰ.①孔… Ⅱ.①孔… Ⅲ.①医案-中国-清代 Ⅳ.①249.49

中国版本图书馆 CIP 数据核字（2014）第 044574 号

中国中医药出版社出版
北京市朝阳区北三环东路 28 号易亨大厦 16 层
邮政编码 100013
传真 010 64405750
北京市泰锐印刷有限责任公司印刷
各地新华书店经销
*
开本 710×1000 1/16 印张 13.5 字数 142 千字
2014 年 6 月第 1 版 2014 年 6 月第 1 次印刷
书 号 ISBN 978-7-5132-1849-8
*
定价 29.00 元
网址 www.cptcm.com

整理说明

孔氏继焱（1748—1820年），字甫涵，号云湄。清乾隆丁酉科举人。受学于曲阜颜沁斋，因赴春闱不售，遂无意进取，归读仲景《伤寒论》，旷然有悟，即以医自娱。先生少登贤书，负有奇才，肆志经史，欲以经纶宇内，未尝业医也。而祖母卧病数载，医莫能愈，先生忧焉。即研心于《内经》、《伤寒》、《金匮》、神农黄帝之书，贯穿古今，皆得要领，遂神于医。既精且勤，祖母病遂以愈。既而瘟疫流行，危殆者多，先生出独见以济之，全活甚众，无不著手成春，医名遂驰南北矣。先生诊病，凡遇病之疑似者、奇怪者，必书其原委。著有《一见草》（又《医鉴草》，即今之《孔氏医案》）医案。全书共分四卷九十案，约十万余言。

盖是书宗六经之规范，发《灵》、《素》之奥秘，论证之详，因宜制方，用药之精，可谓前人少有。每案如某系何病，应用何药，何药宜前，何药宜后，何以善后，何以防变，对千变万化之疾病，操之于阴阳表里之间，勾沉提玄，探微索隐。及其论也，要而不繁，可谓如网在纲。更可贵的是，先生也收集了不少误治的病案，从正反两方面总结经验教训，使人读后足资借鉴，诚为医案中不可多得之佳作。

《孔氏医案》首版于嘉庆十五年（1810年），全书共四卷九十案。到目前为止，共有三种版本发现。一为民国二十一年（1932年）版本（简称民本）；二是在孔继焱家乡发现的清代抄本，计八十二篇；其三为刘子衡先生手抄本。今以"民本"为基础，并参考刘氏抄本进行整理，具体方法如下：

一、原著为竖排版式，今改为横排版式。改为横排后，原著凡涉及前后顺序的"左"、"右"字样，一律径改为"下"、"上"，文中不再出注。

　　三、原著中的异体字、古今字等，今按国家简化字规定，一律改为简化字，但保留通假字。中医特殊用字，如癥、瘀等则予以保留。

　　四、原著中"舌胎"的胎，予以保留，不改为"舌苔"。

　　五、原著中引用《内经》等文献有误者，若文不害义，则不予补校；凡出入甚者，据经文以正之。

　　六、对于原著之讹、错字，径改不出注。

　　在此次整理过程中，由于整理者水平所限，书中难免有不足之处，望各位专家及读者提出宝贵意见，以便再版时修订提高。

整理者

2013.5.30

序

　　世乏儒医久矣，况儒医兼善者乎？若吾甫涵先生，则儒而医，医而仍儒者也。先生少登贤书，负其奇才，肆志经史，欲以经纶宇内，未尝业医也。会先生祖母卧病数载，医莫能愈，先生忧焉，究心于神农黄帝之书，既精且勤，病遂以瘥，非欲以医显也。既而温疫盛行，危殆者多，医者见所见，于病若无见。先生出，独见以济之，全活甚众。凡病之疑似者、奇怪者，必书其原委，及用药得失之验，置诸案头而去，亦未尝以医名也，而医名驰南北矣。予少先生十余岁，而弃儒为医在先生前，实于医儒两无所得。先生既惠教之，又授以案文数十篇。以韩苏之笔，发岐黄之理，警快绝伦，茅塞顿开。喟然叹曰："古所谓不为良相，必为良医者，其在先生欤！"今先生老矣，儒术虽不得见诸用，犹手丹铅不辍，终不欲以医名，特以余力为之，然已精妙至此。余恐其久而散佚也，请诸先生，尽书所见，共得九十余篇，自颜曰"一见草"。盖以医理无穷，不敢执一见以蔽众见云尔，然实为众见所不及。余谓先生曰："一身之所济者小，不如公诸天下为大也。盍刊以济世？"先生辗然颔之，并嘱点视，且序其以儒为医之实。窃惟先生良医济世，在兹书矣。若其儒术显而执简染翰，霖雨舟楫，更于先生有厚望焉！遂忘词之弇鄙，而为之叙云。

　　　　时大清嘉庆十五年岁次庚午杨黻佩冕氏谨识

◀◀◀ 目　　录

卷一

卷二

卷三

卷四

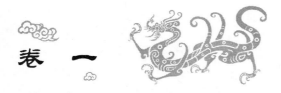

卷 一

议孙璧含令弟病并治验

峄县孙璧含之弟，自七八岁时，有积块在心下，不大为累，年已三十余矣。忽延医令攻去之，医为治伏梁丸。服数十日，旧块未破，变症蜂起。孙与予为瓜葛亲，而素不相识，介亲族以请予。

比至，不食不卧，并不能坐者已七日矣。两人掖以步，神色俱败，烦躁殊甚。予细询此症，并诊其脉，取纸为立案。

时前医在坐，曰：病人急求得方，案可徐为。

予曰：先议后治，慎也！议或不中，犹可再商，此事岂可鲁莽！乃立案曰：六脉沉细而迟，气血两虚之症也；两尺带涩，少腹定有瘀血。经曰：阳气者，精则养神，柔则养筋。又曰：阴气者，静则神藏，躁则消亡。又曰：阳虚生外寒，阴虚生内热。今烦躁不寐，阳气不留于阴，阴虚也；洒淅恶寒，无风而栗，阳虚也；少腹痛，蓄血也；饮食不进，胃阳衰也；中焦胀闷，脾阳虚不能运也；怔忡恐惧，神不内守，筋脉动掣，血不外荣也。合而言之，总是气血两虚之症。为今之计，滋阴养阳，蓄血置为后图可也。

案出，即付前言者，尚不知其为医也。其人云：吾不解其道。遂出。

1

病人请曰：胀满特甚，又久不能寐，但先去此二症，犹可支持。因解衣示予，腹大如瓮。

予曰：向本如此乎？

曰：近日始然。

予曰：此乱气所为也。久病根深，别有巢穴，攻药下咽，未能及病，先伤气血。血伤则凝而不流，气伤则乱而四溢，而溢出之气，又因败血阻凝经络，冲击不开，乃并聚而为害也，夫气载血而行者也，自脏腑以迄四末，周流皆有常度。今为败血所阻，不能外达于肢体，而皆内聚于腹中，安得不胀？

曰：左边更有一物，约大如碗，忽上忽下，汩汩作声，按之辄移，移则心为震动，此为何病？

予曰：在左乳下乎？

曰：然。

予曰：此胃府之乱气也。经曰：胃之大络，名曰虚里，出于左乳下，其动应衣，宗气泄也。故凡胃气不宁，则左乳下跳动特甚。今胃气为峻药所攻，纷纷涣散，何所不至？窜入虚里，遂成窟宅。正如避乱之民，依山负险，聊以自固，招而复之，皆输租纳税之赤子也。此不为病。

时病者伯叔兄弟续至，闻予言曰：气可招复乎？招之用何法？败血阻之，又何以能复乎？

予曰：中焦脾胃之宫，上下之枢纽也。此症乃先当理脾胃。脾胃既安，乱气必渐就宁贴。由是而上者上，下者下，虽不甚顺，必不复决裂四出，攻冲作胀。迨乱气悉转为正气，而新血亦渐生矣。血者，能濡能润之物也。血生，则借新以涤旧，而又有正气为之领载，败血何患不去？经隧何患不通？其藏入虚里之胃气，又何患不悉归故处乎？此病当缓缓调之，求急不可也。

乃用安脾调胃之品，佐以阴药，少加枳、橘以防滞。其夜少寐，次日饮食亦少进，胀大减矣。乃重用理中汤，加桂、附、归、芍、龟板、鳖甲、牛膝之属数剂，病者大安。每大便，辄兼下败血，七日，病退十之七八，饮食日增。

会近亲有招者，予遂返。月余，其兄璧含复延予往，则湿病作矣，盖病者素本好饮故也。予曰：攻伐之后，脾胃受伤，过食且伤，何况于酒？今气血俱未全复，正当培阳养阴。而湿气内停，溢而为肿，阴药又不宜用矣，专用阳药，加导湿之品可也。调理月余，病大愈，乃送予归。其后数载，闻病者总来甚健，时常小恙。大抵皆湿，犹欲求人为治少时之积，然更医频频，无与用伏梁丸者矣。

议王永载乃郎病风寒咳嗽误为阴虚

王永载，南人也，贾于夏阳，累资数万。兄弟殁，皆无嗣，惟永载有丈夫子二，复夭其一，永载年已八十余矣。才见一孙，未周岁。而子复病嗽，胸满胁病，发热殊甚，寝食半废，日见羸瘦，遍延诸医，药下而病愈增。乃因子舅氏以求予，时予已诺于曲阜之招，接者及门矣，不得已，先之夏阳。

视其子，形色未甚脱，步履亦未需人。脉弦数而搏，两寸俱结，尺部少和。而曩所用药，则皆滋阴补肾滞腻之品。因谓永载曰：令郎此病，不起于肾，而起于肺。必因肺受风寒，偶尔咳嗽，误用补药，风寒内锢，遂闭郁而为热。今热势已极，血液亏损，而风寒之内锢者，且攻冲扰乱，漫无出路，不急理肺清热，病将愈加，不可为矣。

永载曰：然。正因春间赴乡，逆风行十余里，时天寒风甚，归即咳嗽发热，连日不愈，吾亦意是感冒。医云：发热而兼头身疼痛者为外感；发热而但咳嗽不止者为阴虚。彼时渠并无头身疼痛等症，故从阴虚治。不料日益沉重，以至今日。

予曰：固哉！咳嗽发热之时，风寒只在肺之一脏，太阳诸经并未受病，何得有头痛身痛等症？夫肺之所以独病者，逆风而行，风寒从口鼻而入，故独中于肺也。咳嗽者，风寒在肺，正气阻碍不顺，故冲鼓搏击而上逆也。发热者，营卫之气自肺而布，肺热而营卫之气亦热，又肺主皮毛，本病而现于末，故热自内发也。此其故，与阴分何干？且天下乌有少年男子，平素全无弱象，猝然发热咳嗽，遂成阴虚者？又乌有阴虚之人，逆大风，冒甚寒，徒步十余里，不即喘绝困顿，必俟从容归来，始徐徐发热咳嗽者？又且如彼之言，发热而兼头身疼痛为外感，则天下内伤发热之人，气血不周，头身疼痛者多矣，遂可作外感治乎？发热而但咳嗽不止为阴虚，则天下阴虚发热之人，病未及肺，腰疼腿酸而不咳嗽者，遂不从阴虚论乎？就症论症，不问病因，不参脉色，其误何所不至？虽然，此病不始于阴虚，而绵延至今，阴未尝不虚也。以食少不能生气，金病不能布气，无气以化血，而热复烁之故也。然执此时之阴虚，遂忘前日之病本，则又不可。夫风寒郁于肺中，不惟发热咳嗽，实亦蒸液聚痰。今现之于脉者弦数而搏，两寸俱结，痰与热合，胶葛不解之象也；现之于症者，胸膈胀满，胁下结痛，痰随热积，闭塞不通之征也。由是而妨于寝食，由是而渐至羸瘦，痰多热盛，不察不知。倘盛益增盛，多复加多，何待烁尽真阴，始成危候？正恐堵绝气道，变在目前矣。治不先急，而图其缓，非法也。况痰热方盛之时，阴不受补，补亦无益乎。

于是为立清解方，一剂不知，再剂胸中少宽，寝食亦少可，予乃辞王赴曲阜。

永载泣曰：老夫年逾八十，只余一子，去世兄弟不幸皆无后，三人嗣续，仅此茕茕，倘亡，与之俱亡矣。望少留数日，再为调理，若获生全，不敢忘再造之恩。

予感其言，而势不能久停，乃为一束，留舅处代致王。备道此症尽在胸肺，热盛痰多，只宜清解，不可滋补。为辨利害甚详，又引《金匮》之说：口中辟辟燥咳，即胸中隐隐微痛，是为肺痈。此症已有其端，若不用清而用补，将来非痰结，即痈生；非呼吸不通，即吐脓唾血，祸必速矣。

及予去，而夏阳诸医仍用补剂，未三月，予归自曲阜，此子已因吐血死矣。永载痛悼，亦旋死。今其家惟一孩存。惨矣！危矣！

议马莲亭病并治验

姻戚马莲亭，年近六十，久病痨嗽，肢体羸瘦。癸丑仲冬，为病增剧，延予诊视。时饮食不下，已数日矣。

诊毕，书案曰：此本痨嗽症，阴阳久已两亏，目下吐脓血而不咳，肺病尽移于胃矣。夫胃，水谷之海，五脏六腑所资以受气，败血浊痰入而踞之，则上焦纳谷之道不顺，饮食何以能下？中焦腐熟之力不充，强食安得不膹？经云：安谷者昌，绝谷者亡。谷入日少，何所资以为奉生之地？以故阴虚阳乘，而发热之症现；阳虚阴乘，而恶寒之症作。阴阳并虚，进退互乘，遂致倏尔恶寒，倏尔发热。且败血浊痰由阳络下注者，得从清道溢出而为吐；由阴络下注者，以传送无力，河车路涩，块结小腹，聚而不出，此所以有若覆盆、若覆碗之形也。今脉左三部微细无力，犹是阴阳两虚之诊。右尺沉而涩，少腹之停积未去也；右关沉滑而搏，浊痰败血尤多也；右寸虽微而沉部带结，上焦余滞未尽也。具此余邪，而当气血两亏之候，补气则生热，补血则生痰，不补而用攻，正气又不能支。不得已斟酌其间，惟用疏气利痰之品，先从肺胃主治。肺气运则余邪可以渐去，胃气转则谷物不患难容。缓缓调之，使正气不伤，真阴无损，庶几邪退正复，犹是回春之机，然非一朝一夕所能奏功矣。

如法治之，以羸甚，卒不能康健。数月，仅能起，亦不复言治矣。岁余，病复作，时予在曲阜，求予不获，遂以病殁。

议张谔亭先生病泄泻并治验

张太守谔亭先生，终养在籍。病泄泻，阅二岁，屡招未暇往。甲寅仲春，病甚。予自马莲亭家往视，见几上一纸。书云：前二年病泄，诸药不效，用大黄得愈。去岁又泄，用大黄不愈，用椿皮得痊。今岁又泄，用椿皮亦不效。

予问：此先生书乎？

长公觐光曰：然。

予曰：好时如何？

曰：二年来，大约泄时多，不泄时少。及就诊，脉大而空，浮取甚劲，可六至。

予曰：此症虚寒，非温不可。

先生曰：予过饮得病，本属湿因，顷泻下半桶，血与水参，倾出皆红，非热安得泻血？且脉近六至，是为数脉，非热脉安得数？不如大利小便为正治。适先生已开利小便方，请更详之。

予笑诺。

出，见方置案头，胃苓汤也。

予问先生小便少否？

长公曰：不少。

曰：已利，何必再利？长公具纸请更立方。

予曰：老先生已有成见，若不辨明即立方，安肯用药？即为辨曰：

泄泻一症，本属湿热，故多发于夏秋之间。先生此症，因过饮而得，尤属湿热无疑，故诸药不效，用大黄乃愈，以大黄能涤荡湿热故也。然泻经数月，湿热已减，复经大黄推荡，湿热有何不尽？徒以久泄之后，脾胃受伤，克削之余，正气难复，故时泄时止。延至次年，必用椿皮之涩，乃能强固一时，而脾胃之元气甚虚，而复者仍如前也，故不旋时而泄又作，泄作而虚者又虚矣。直至今日，熟腐之力少，转运之力微，幽门阑门之间，汨汨直下，已成坦途，岂复涩剂所能固？椿皮之不复奏功，固其宜也。当此之时，治法何待复商？又欲以小便一支，分大便之正流，夫泄泻利小便，为暴病者言耳，且为小便不利者言耳。今小便本利，原非举州都之气化，尽归传导一途，岂能挽肠胃之受盛，尽入膀胱而下？而又泻经数载，利小便之药，不能上助胃阳，难免下损肾阴。夫肾，胃之关也，久泻伤阴，肾已损矣。损而又损，关门不更无扃键乎？此利小便一说，所以不可复用矣。先生又自云：脉数。夫先生之脉，乃紧脉，非数脉也。数与紧不以至数分，而以形象辨，故数脉六至，紧脉亦可以六至。数脉或大或小，必近于滑疾；紧脉或长或短，必兼乎弦劲。数与紧之形象，如黑白之不相混；数与紧之主病，如冰炭之不容淆。今以为数则属热，其为泻当有稠黏腥秽、里急后重之症，是为滞下。今以为紧则属寒，其为泻则澄澈清冷、奔注急下之症，是为洞下。今试问先生之泻，滞下乎？洞下乎？而脉之六至者，近于滑疾乎？抑兼见弦劲乎？以此参之，可知先生之脉属紧，不属数矣。先生又云：顷间大泻，血与水俱，非热不应有此。夫阳络伤则血外溢，阴络伤则血内溢。下血原不尽属热征，即因热下血，亦与粪俱，不与水俱，否则单圊脓血。今血与水俱，正寒因也。仲景著《金匮》曰：小肠有寒者必便血。此意人多不解。盖小肠，丙火也，有火以化气，则气不滞；有气以载血，则血归经。今小肠虚寒，不能化气，以致奉养之精，不复收摄入隧，混入糟粕，与水俱下，危矣！

揆厥由来，总以脾胃之气陷而不举，其传变乃至此极也，尚作热治可乎？夫病势难以悬断，病机可以理求。大抵先生此症，始由湿热，及用大黄，而热已平，及复泻仍作热治，而虚乃起。虚之久，而寒从内生。泻成熟路，愈泻愈虚，愈虚愈寒，虚寒交迫，以至今日。当急理脾胃之阳，兼补肝肾之阴。然阴药亟投，又必滑而增泻，惟坎中一点真火，实为生土之根，须于建中补脾之外，培补真元，俟泄泻全止，调养既久，然后阴阳平补，徐冀康复。寻常治泻诸法，不可用也。

案既立，呈之先生，先生讶曰：尚有如许曲折，予安能知？亟请疏方，并挽久坐。

予曰：无暇也，越日再来。及再至，先生服二剂，泻已止矣。相见甚喜。太先生亦出谢，手持前案，反复吟诵。且曰：仓猝挥笔，立成数百言，不惟病机晓畅，亦且文澜翻腾，平日学养，于此可见。予逊谢。先生请善后术，予乃为增减前方，嘱再服数剂。

越半载，又见先生，言前症不作。但苦中气下陷。予曰：中下俱虚，安得不陷？前言阴阳平补，犹未及也。立丸药一方，先生服未尽，会遭大故。予在曲阜二岁，不及晤，遂以他疾卒。明年，长公觐光亦殁。

噫！三载之间，祖子孙三世相继，盛衰之际，可慨也夫！

议族弟肺病失音症并详治法

族叔道千公父子来就诊。族叔体素丰，常苦积湿，予治之以何首乌，已数年矣。子年二十余，与予为十世兄弟，体亦丰胖，音哑无声，时患喉中痛闭，寐过熟，则鼾齁而醒。

族叔指谓予曰：是病此三年矣。日服甘桔，总不效。昨医又加诃子，亦无功。吾意必有积痰，非攻去不可。汝细诊之，并立一案，以详证治。

予唯唯。既诊脉，乃书案曰：

右关滑大，脾家湿痰过盛，此系肥人本病；左关鼓击上冲及寸，肝木之气挟心火而上升，肺欲不病，岂可得乎？经曰：饮食入胃，游溢精气，上输于脾，脾气散精，上归于肺。今脾已湿矣，既以精华上输肺府，复以浊痰填其窍隧，而木火通明，又从而蒸之，填而又填，蒸而又蒸，致使清肃之府，遂为痰锢。如屋之有游，如树之有萝，如石之有苔，虽欲发声出音，而涂蔽已深。铃中塞绵，钲中实土，音从何出？肺之受病，与喉之痛闭，职此之由。是则欲治此病，非清肺祛痰不可。然肺不容不清，而肺中之痰不可不祛也。何也？肺为傅相，治节出焉，周身之气皆司于肺。护外之卫气，胸中之宗气，三焦之元气，皆肺运之。肺病而音不出，乃至喉闭鼾齁，其不能健运可知。当此之时，又以峻药攻其痰，而痰之藏于肺中者，经火热之熏灼，已内湿而外燥，内宽而外窄，如莲实之嵌于蓬内，蜂子之藏于房中，痰药一至，倏然退避，徒令将军从天而下，搜捕无从，则所伤者，正肺中之真气耳，是虚而益其虚也。痰可攻乎？然痰又不容不攻也。攻之何由？曰：痰之来路，即痰之去路。城狐社鼠，急切不可剪除。而所以源源不穷者，脾之饷道也。今但以健脾渗湿为主，而又以其间养肝之阴，清心之热，使心肝之火不上升，肺中之痰日渐活，而脾气运动，无复湿气上行，则肺中之痰，将以渐而转入于胃，可降而下，可吐而出，以人卧则气归于胃，痰将随之而入故也。夫至痰转于胃，则向之所以生病者，今即借之以祛病，病去而音自清，气自顺，痛闭诸症，自不复作。较之攻药之伤气，其相去何如哉？医不察此，而徒以甘、桔等治其喉，毫厘千里，误矣！误矣！

案出，复附以方，族叔阅一过，无言，持之径去。其后数月，不闻耗顾，亦未知其以为不然也；抑服之猝不见效，遂弃而不用也。大抵今时治病，止论现在之症，隔二隔三之说，医家既不讲，病人安从识？如此症，病在肺，而治在脾，宜乎不信。然予立此案，实渊源于喻嘉言先生。病情治法，具有至理，非创为臆度也。

叙县尊张明府及史国华、柴新周
同病异治生死各判之由

丙辰春，邑尊张明府病，闻予在党应远家，延往诊视。入见邑尊，便服坐床上，面赤有汗，喘息微促。

问所苦？

曰：小患伤风，度一发散，即可愈，无大害也。及诊脉，沉细短数，可八、九至，无根无力，且无神。

予惊曰：此非伤风症，万万不可发散。

公曰：何病？

予曰：春温症也。阴气将竭，阳无所恋，浮越于上，即《伤寒论》中所谓戴阳证也。非急顾其阴气不可。

公曰：吾熟读《伤寒论》，家居时常以此道活人，特不能自医耳。然每病辄不受补，君为我开竹叶石膏汤。

予曰：不可。此病必主地黄。

公曰：地黄素所不受也。君能识吾病，乌能知吾性？

予曰：然。然石膏必不可用。白芍、阿胶何如？将尽之阴，无以续之，则绝矣。公诺。

卷
一

予即对面书方。既见芍药太重，又议减。予曰：顷闻父台小便全无，一日夜才得涓滴。色红如血，沥下甚痛；此为阴不足乎？阳不足乎？曰：阴不足。然则养阴之药何为去之？公首肯。予乃辞去。

公亲戚问曰：何如？

予曰：甚重。以脉言之，凶多吉少。次早，复延予往，则大喘且呕，脉大坏矣。然坐谈烺烺如前。

问予曰：脉何如？

予曰：脉已坏，细小无伦，即至数已不辨，为十至、十一至、十二至矣。

公惊曰：坏矣。奈何？当用何药？

予曰：药亦无益。不得已，可用贞元饮。

公曰：吾性不宜地黄。

然则旋覆代赭人参汤，喻嘉言常用以治此等症，有回天之力。

公曰：吾性不宜人参。

予默然。时有他医在坐，复进诊曰：太爷之脉，特以喘呕不宁静耳，何尝有此至数。

公曰：然。吾病不应至是。

予拂衣出，谓其人曰：奈何而言若是？

曰：太爷面前，不得不然。其实据脉当飞走去矣。

予谓众官亲曰：诸公请听此言是何意思？

有李姓者，邑尊妹夫也，曰：舍亲自来是坏脉，甚不足凭，先生但书方，吾保其无妨。

予曰：凭脉断症，吾知其常，不知其变，请他人为之。

前医曰：见症治症，平稳小剂，吾所能也，然方自我出，笔须操之先生，太爷方信。

予诺。书方持入。藿香、半夏、陈皮、杏仁等两许也。邑尊深以为好。予出，谓相识曰：县尊之病，难以为矣。欲归，请者又至。再入见。

邑尊曰：顷服药，呕吐全止，病大愈矣。再求一方，能喘止，吾明日就可出堂理事。

比诊脉，则更坏矣。敦辞不能治。众官亲挽就客位，曰：贵县公自来性执，先生勿听渠言，但率己意立方，用与不用，听之可也。

予曰：难为矣。乃书案曰：此本春温症，来势亦不甚重，何以至此？当由词讼纷纭，差务繁杂，日夜劳心，损精耗神，正气先己内亏，故一病遂至不支。今六脉沉细短数，若有若无，几不可辨，正虚极矣。邪复内凑，何以回春？而觇之外症，又属阴阳两亡之征。何也？喘息气促，肺不降气，肾不纳气也；呕哕不止，脾阳已败，胃阳上越也。而邪热煎灼，小便点滴全无，肾阴大败可知。惟阴气已绝于下，故孤阳遂越于上。首面浮赤，汗出津津，阳气之败亡者，业已不少。少顷，一身大汗，不可言矣。凡温病必先顾阴，此时此病，无可应顾，当急挽其未绝之阳。宜用人参三五分，地黄一两许，各煎浓汁，引以旋覆、代赭，镇坠参力，从血分下降，直入肾经根本之地，以回阳气。若元阳不绝，真阴犹可复生，或者邀天之幸，少冀万一。外此则非所敢知矣。谨留此以质高明。时已赴滋阳，请徐半半将到故也。

官亲见案曰：人参、地黄，彼所不用，先生能保必效，吾侪当设法务令服之尽剂。

予曰：此犹无路中之一路耳。病势至此，如何言保？遂辞去。谓车夫曰：速驾，少迟则又请，不能走矣。相识骇问，予曰：县尊之病，万不能支至明晨，时日将落矣。遂归。其夜，徐半半至，县尊汗已大出，半半进诊，脉不可见，欲观其舌，口开而气遂绝。

史国华，年五十余。久病虚痨，时常吐血。丙辰春，连药不效，病势弥留。二子为治木，已绝望矣。闻予在党应远家，介于党以求诊。予随之往。入室，见其色晦甚，问病几日？

喘息曰：近一月矣。虚弱之躯，复经此番烦热躁扰，殆不可遏，今病势已极，予亦不复望好，但求指示此为何病，死亦甘心。言讫复喘。

予乃进诊。见脉沉细短数，谓党君曰：此病与前日县尊之病正同。同一阴虚之极，故邪气易得入里。目下太少两阴俱病，正气不支，殆矣。

党君问：尚有路否？

曰：介在生死之间。病人闻之，立恳疏方。

予曰：方自我出，药须君饮，分量不可减也。

曰：诺。及见方，骇曰：生地二两，白芍两半，阿胶、知母、麦冬皆两许，从未经见。且予虚痨半生，连、芩自不入口，今用黄芩一两，黄连三钱，何可当也？

予曰：君虚痨之体，不任攻下，病已入里，又难从汗解。若使邪热留恋脏腑，久而不去，势必烁尽血液，肠胃之间成一枯燥干涩之境，大病永无出路矣。及今小便尚有些许，阴气未

绝于下，速以大队阴药，续其生机。又以苦寒之品，折内攻之
热，热减，即不伤阴；阴生，便可敌热，渐渐邪正相当，渐渐
正可胜邪，将使大病从二便而去。而如沸如羹之气血，仍是君
家奉身之宝，乃畏此而不用乎？病者久病知医，闻之色喜。

予归。令二子市药，每味只取其半。饮下，心稍宁，急令
再取一半，煎甫成，妻误触其铫，铫覆，药尽倾。大怒，躁热
复作，复令取一半来，二子密商，药必对症！遂全剂取之，诡
言一半。饮之，喘躁俱止。

次日，再请往视，脉已和矣，婉言求去芩、连。

予曰：热已大减，芩、连尽可不用，地黄不可少也。仍以
大队阴药投之。服二剂，小便大利，大便下如胶饴之物，约二
三升，病遂愈。

其后十余日，柴丈新周病，专舆求予，数日予始至。见脉
症恰类史。急用阴药，竟不能起。盖柴丈恃其壮健，连用大黄
推泻过多故也。

噫！前后一月之间，温病亦多，而脉症俱同者三人。县尊
自谓知医，良言不用，动辄掣肘，无可为已。若史与柴，皆任
人者也。柴之信予较史尤专，然予与史无半面识，而能起之于
垂死之余。与柴为忘形交，而不及图之于未危之始。恨矣！亦
重愧矣！

议王某病并详治法

王姓某，儒家子也。诣予求诊，再返而后遇。视其形色，
殊无病状。

问何病？

曰：头痛。自额及巅，迄脑后，尽在皮里骨外血脉之中。每疼则条条鼓起，坐卧行立，无适而可。至其疼中之情状，口亦不能述也，惟极力揉按，或连击以掌，使鼓处渐散，少觉可耐。

予曰：常如此乎？此外尚有他症否？

曰：不能常疼，时发时止，此外却无他症。

诊其脉，浮而弦，沉取亦不见病。予笑曰：小症也。谁治不可，乃远路往返？

骇曰：先生何言之易？某之困于此症久矣，始病治疗年余，形神俱惫。其后大补，乃得愈。再病亦逾年，屡泻屡补乃渐瘥。今复病，距初病十余年矣，再痉再犯，病根总不能拔。曩服诸方俱在，近又经阅三先生。一补肝，一泻火，一兼泻火开痰。以族叔某公谆谆指示，非先生不辨此症，故来就质。其实已服多药矣，先生何言之易？

予曰：信然乎？

王乃出方，果如所言。

予曰：异哉！此故真不可解，何居乎？舍浅而就深也？夫天下之可以用补，可以用泻者，共症之不止现于一头，其头必不止现为一疼。以头疼而用补泻，则其他之可补可泻者，自必纷纭错呈，周身俱现，宁仅额巅脑后，区区数寸之地云乎哉？异哉！参、术、归、地、大黄诸药，为一皮里骨外之头疼而用，则未知其所谓补泻者，止及于头之外壳乎？抑先及于脏腑之气血乎？止及于头之外壳，而不复更及于脏腑乎？抑先及于脏腑，而来必遽及于头之外壳乎？此其故真不可解。虽然，曩年之事，亦难悬揣。君既以补得愈，则尔时或为久药所伤，或有他症并见，均未可知。止今现在之症，则明明一头疼也。而其疼又散在额巅脑后，额巅脑后之疼，又尽在皮里骨外，何彼三先生者，不求其浅，而求其深，而汲汲于补肝、泻肺火、开痰之为也？夫为头疼而补肝，是血虚头疼之治也。血虚头疼，脉必虚大，其症必兼眩晕，动则甚，而静则轻。今之为疼，喜揉喜击。若使血虚，脑髓先已不充，其堪当此震撼乎？此殆误于以补得愈之说，而未思此症之属何因也。为头疼而泻火，与为头疼而开痰，是热厥头疼、痰厥头疼之治也。热厥头疼，脉必洪数，其症必兼烦渴，或并见面赤、口苦、喉痛、便少等症。痰厥头疼，其症必兼呕吐，或并见胸满、膈胀、胁痛、气逆等症。今之疼，又无此也。何所见而为火？火既炎于头上，胡为乎又郁于皮里？何所见而为痰？痰既溢于经隧，岂能高居乎顶巅？此又证于用补之无功，而转用泻法以变其局也。危哉！此一小症，何舛乱至此？以予平心而论，诸方中惟曩年一二方颇为得解，而又不尽中窍。其一用清散之剂，知散风而不知散寒，不过数味清凉已锢外邪出表之路。其一用温散之剂，知治头而不知分经，但欲仰射高巅之鸟偏漏鸟巢专据之枝。此二法不中，而后来治者遂舍途问径，不复从风寒起见矣。此君之病本所卒不能拔也。吾为君酌治法，并立一脉案，以质之众高明。不过见症治症，未免见笑大方。然分经用药，期于数剂收功。倘不愈，再来易方，未为晚也。

遂立案曰：六脉浮弦，此太阳风寒症也。经曰：足太阳之经，起目内眦，上额，交巅。其支者，从巅下耳上角；其直者，从巅络脑，旋出下项，循肩膊，故风池、风府、太阳两

卷
一

17

穴，俱在脑后发际。此处风寒易入，而太阳为诸阳之表，总领营卫。凡外邪之袭人，又必先中于太阳经，故此一经也，中风必先责之，伤寒亦首详之。今之疼，太阳经病也。项背、腰背、脊尻、腘腨，皆太阳经所行，胡为乎不病，病只中于头也？中于头，胡以不周于身？风性阳而亲上，而寒复锢之，故聚于高而不复下行也。何以知其为风？以脉浮而病有作止，风之象也。何以知其为寒？以脉弦而病发则疼，寒之征也。然则此病也，只从太阳一经驱出风寒，便可痊愈。虽久病似痹，仍一直捷无碍之小症，多费周折无庸也。遂以桂枝、防风、羌活、藁本为主治，并用附子以开结，加黄芪以托里，而少用川芎、红花引入支络，务使搜尽余邪，不留锱铢，未知其果效否也。然期三日不效来易方，今已数十日矣。

议龙尚宾病并详治法

龙尚宾，久病不痊，历数年矣。乙卯秋，诣予求治。手持一纸，细载病症及缘起甚详。阅之，为头眩，为心跳，为烦，为悸，为不寐，为胸腹痞满，为胁下膜胀，为逆气串疼，为喉中生疮，为小便短涩，为往来寒热。又有云：时而一线凉起，自胁下上达胸喉，顷之，口舌俱凉，面上脉络亦因凉而紧缩；时而一片热起，自脐下上达胸膈，顷之，面目俱热，身上脉络亦因热而麻动。又或有时凉气外达于脊背，热气下达于足股。此外如畏恶风寒，是其常有。滑精便溏，亦其间见者。通计一人之身，变症丛出。而其因或风、或寒、或饮冷、或热灼、或劳苦气怒，亦缕缕备载不一类。

诊其脉，弦细结数，不匀不净。予曰：此病从未经见。寒为真寒，热为真热，实为真实，虚为真虚。治彼则碍此，而又胶结错杂，无游刃处，何由得窍却而导之。辞不能治。

龙谆恳，语甚恺恻。

予曰：曩服何药？

曰：清解、疏利、补阴、养阳，备尝之矣，总不得效。

予为再三踌躇，乃议曰：据症虚实寒热俱有，究之虚寒多而实热少，法当偏用温补，然他症不足虑，喉疮已数年矣。若更发动，其变何可复言？夫少阳者，阴阳之关键，内外之枢纽也。今姑从少阳立治，和解阴阳，宣通内外，主以辛温，而以清凉为监制，其可乎？然亦自渐模棱矣。疏方与之，数日复来就诊，往返数次。

予赴曲阜，龙乃就医于他处，次年复来求治，又随予至曲阜，假馆药室者数月，病亦渐渐减矣。其夏予归滕，又随予归，予乃疏攻水方，去其水积，至七月，计方近二十易，为时阅十月矣。时龙僦居近于予，往来甚频。一日就诊，予谓龙曰：吾今识君症矣，其痹病乎？风寒湿三气俱有，而又分舍于经络脏腑之间，故其症错杂而难辨。幸前药不甚刺谬，不然，且殆。夫痹虽外邪，而其寒热虚实，亦随人之形气为变现者也。今试以《经》之《痹论》，证君之病情。烦悗痞满，䐜胀串疼，大便溏泄，小便短涩，脏腑之痹也。邪盛于内，而里气虚，于是头眩、心跳、不寐之症起矣。时而凉起，时而热起，游行于胸腹头面，衍溢于脊背足股，经络之痹也。邪盛于外，而表气虚，于是往来寒热，畏恶风寒之症起矣。惟喉疮系热药所为；滑精亦虚热所致。二症不在痹数，幸已就痊。然病之传变何所不至，提纲挈领，论症之要。若必刻鹄求似，无从索解人矣。予为君从痹症论治，当保必效。且君自项以下，皮肤干燥而强涩，从无点汗，亦此症也，痹病及于皮矣，不从汗解，病何由尽？乃用小续命汤，主以麻、桂，托以参、芪，和以归、芍，领以附子，监以石膏，一剂汗及胸，三剂汗至脐，七剂汗遍小腹，下达阴股，诸症霍然矣。复为定丸方滋养，由是遂健。

噫！治病而不识其名，从何处着手？犹幸龙坚于相信，故终可收功。然使早从汗散，病愈多时矣。暗室孤灯，久而复明，则从前之模棱处治，谁之咎也？故存此以志予过。并望高明之士，慎勿以暗处摸索，转咎沉疴之不起也。

议表侄孙吕某病并治验

表兄吕焕彩之孙，素有结气，在胸膈胃脘间，常苦中气不舒，时而甚则妨于食。一夕，自外入，忽扶墙痴立，呼之不应。逼视之，口不能张，目不能开，肢体强直，几无生气矣，举室慌乱，针疗杂施，夜半，始微醒。次日，发热烦躁，心闷甚，莫能状其所苦。延医至，辞不疏方，改延他医。一云外感，立方发散；一云中痰，立方开导；一云中虚，立方补气。表兄莫知所从，飞舆延予。

比至，已病数日矣。予细询其症，入诊其脉，出问表兄曰：医言云何？表兄俱以告，并陈前方。曰：究系谁是？药当谁主？予曰：以予观之，三方皆是，然皆未备也。其方似皆不可用。

　　盖此病本系夹杂，仓卒难辨。然病至疑难之时，莫如将脉症备悉书出，分合看去，处处寻出着落，则表里虚实，各有定分；标本轻重，不致混淆，而病情可得矣。此三公者皆知名老手，必自恃经多见广，熟路轻车，不复细加参详，此所以各执其一而不能兼也。乃为案曰：据症，发热无汗，烦躁不宁，面赤头晕，胸膈满闷，若麻若木，心如物裹，时觉迷罔，大便干燥，舌苔白厚。据脉，右三部浮大迟劲，沉取无力，时现间止；左三部浮大迟缓，中取带涩，亦有止时。此明系表里同病，缘旧日本有闭结，卒然风寒外中，新旧合邪，真气内闭，故昏晕不知人。直至今日，而犹有如此脉症也。

　　夫风性属阳，主疏泄；寒性属阴，主固密。惟风寒并中，腠理外闭，故发热虽甚而无汗。烦躁不宁、面赤头晕者，风欲外出，而寒邪闭之，攻冲扰乱而致此也。胸膈满闷，气结之旧症也。气聚则痰停，外邪鼓之，痰气俱动，故若麻若木，以致心如物裹，甚则神昏而迷罔矣。风邪耗液，阳不化阴，故下而大便为之干燥，上而舌苔为主白厚也。

　　以此推之，表里显然，此症何尝惑人？即以参之于脉，浮大迟劲，浮大迟缓，风寒外中之表脉也；无力而涩，时带间止，痰气内结之里脉也，与表里诸症，丝丝符合。故此一症也，必不可以疏表而遗里，亦不可以顾内而忘外。

　　今此三说者，一云外感，夫发热、烦躁、面赤、头晕等症，非外感何以有此？主以发散是矣。然里气方结，里不和表何以解？吾见方中全无开痰破郁之品，而主以风药之辛窜，恐导气而上为膜为喘，表邪未退里邪因而愈重矣。此发散一说之不可用也。

一云中痰，夫麻木、迷罔、心如物裹等症，非痰涎结聚何以有此？主以开导，良亦不谬。然表邪方壮，正借此久闭之痰气，杜其内入之路，今不解表而但攻痰，是开门揖盗，引贼入室也。且攻痰之药，必伤正气，正虚邪盛，何以能支？此开导一说之不可用也。

至于虚中一说，理则诚是，而骤云补气，未免高明太过。夫参、芪虽良，扶正而兼助邪者也。此症风寒外闭，痰气内塞，分毫未解，遽投补剂，气得补而愈带，痰得补而愈结，风得补而猖狂不宁，寒得补而转化为热，将来变症何可胜言哉？此补气之说万万尤不可也。

然则如之何而可？

曰：用人之长，而弃其短，兼收之而无使偏废，斯可矣。仍用发散一说，以散寒祛风；兼用开导一说，以理气豁痰。惟补气一说不可用。而脉来太迟，沉部无力，和阴助阳之品，亦不可少。盖彼三公者各持一见，而不相下，吾调停于三者之间，酌轻重而兼用之，不必另出手眼，而此症可保无虞矣。乃疏方，桂枝、羌活以解表；枳、橘、半夏、南星、郁金以疏里；和以芎、归；驭以姜、附，数剂而愈。

后六日，予复过表兄家，病者出迎于门。予谓之曰：汝新病痊愈，旧症未除，吾为汝主一丸方，一剂可瘳，慎勿用补泻药也。汝本不弱，特为结气所累，补则增病，泻则损人，惟从东垣枳术立法，可以无弊。乃用香砂、枳术、二陈之属，疏方与之，盖其旧病亦减于前时，甚易为已。

叙赵允诚水症治验并详病机

赵允诚，患肿胀，延予求治。予知其病之所起，盖始误于辛热，继解以寒凉，冰凝太过，小便不利，日用车前近三月矣。而小便日以闭，水无出路，激而四溢。于是头面、肢体无处不肿。比予至，而肿已造极中之极，胀亦特甚，不能卧矣。

诊其脉，腕肉壅阻，恍惚难辨。亟与大剂五苓散，不效。次日，与越婢汤，亦不效。胀不可支。不得已，与附子理中汤，遂竟夕眠。次日又胀，欲用前药，予曰：不可屡用也。改用茯苓导水汤，又不效。于是杨君静存至，入诊毕，曰：越婢汤症也。胡不用？

予曰：前已用矣，毫不见效，惟附子理中为可，然又恐有碍。

静存曰：何故？

曰：允诚素有咽喉病，发则疼痛、肿满，滴水不下，必针烙兼施，然后乃愈。今渠内外俱肿，咽路无几，若更发作，何以施治？以姜、附之辛热僭上，可屡用乎？

静存踟蹰，会予以事归，静存奋曰：咽喉发病，犹后日之事，至时再图。目下膜胀已极，若不急治，死生判矣。乃重用理中汤一剂，胀止，再剂，小便亦利。静存曰：可矣，更用三剂，胀必不复，小便亦必大利，此时水有出路，肿亦易为矣。遂归。

予每忆此事，叹静存之识，十倍于予。使如予之疑畏，允诚决无生理矣。及允诚遵方用药才进三剂，喉中大痛，夜往延予，予不可出，急命从弟向藜往视，投以凉药，应时痛止。越二日，予复往，则惟余肿病矣。乃与向藜议曰：此症水因寒闭，人人所知。今寒邪已解，水可徐下。然寒中尚有热邪伏藏，热之所过，血为之凝，腹中必有死血，以未病之前曾伤辛热故也。此后，自以治水为主，而佐使之品，难拘一格，或凉或热，相机而施可也。会静存又至，议亦同。遂重用利湿导水之剂，热盛则佐以凉，寒胜则佐以热。十余剂后，水大开，大便频下。痰涎间带黑物，犹不甚多。小便日十余盆。吐水床前，沉似煤炭，约可数寸厚，日易数次。肌理亦外溢水，津津分溜而下，肾囊尤甚。而日食于饭饼饵，不茶不羹。计汤液之入，不过日一二杯耳。如是四十余日，水之出者渐减，肿亦渐消矣。又后二十余日，水乃尽，病遂大愈。惟肾囊为水所渍，皮皆溃烂，渗以药末，亦寻愈。

或曰：允诚身体肥大，贮水应多，然计其所出，十石之器不能容，二十石之器亦未必能容。彼从何处收藏，其亦有说乎？

予曰：人身之气血，生生不息者也。而不能不随所偏盛而化，痰盛则化痰，火盛则化火，湿盛则化湿。今允诚之病，积七八十日应下之小便，而肿胀乃成，则湿盛极矣。湿盛则周身之气血尽从湿化，气血日日有所生，湿自时时有所续，故当其水之始开也。积者方去，生者已来，去者虽多，来者不少。骤望水出肿减，何以能得？迨其后水道大顺，内外并出，生者不敌去者之多，而肿始减矣。然不能不犹有所生也。直至水邪尽去，湿气无余，而未尽化之气血，乃不复酿湿化水，反为正用矣。此水之所以无穷也。

盖就其始而论，内水之生，由于外水之积，则所生未必如所积之多；就其后而论，外水之由于口入，不似内水之自有化源，则所生不知几倍于前积矣。夫岂可以升量斗酌，较出入而为数者哉？子以躯壳衡之泥矣。

曰：气血化水，洵有至理。然此未尽化之气血，何不并从而化，而独返为正用乎？

曰：以势论之，有及有不及，此其大概，而细微难言之处，亦犹有辨。

夫气与血，非同时并化者也。饮食之入胃也，散精于脾，脾复上输乃入于肺，此时止有气之名，并无血之说。以肺固司气者也，肺布此气于周身，其慓悍者为卫气，其冲和者为营气，运行一周，复朝于肺，由肺复分为两途。最精者若凝若结，独入心包之内则为血，经所谓中焦取汁，变化而为赤，以奉生养身者是也。不精者，亦蒸亦变，散入脏腑之中则为津液，经所谓洒陈于六腑，调和于五脏是也。兹因湿邪充满，内外皆水，周身之气，固已酝湿酿邪，而由气而化之津液，亦被水气冲越，氾流旁溢以助湿，是为气从水化。而究之脏腑之内，正经大络之中，气血未尝不在，所以未尽化也。然则其所化者，肌肉腠理之气血，及新生之气，本应化血化液者耳。及水气驱尽，新生之气不为湿引，应生之血不为湿淆，而又有健脾和胃之药力，为之鼓舞宣畅其间，有不返本归源，反为正用者乎？是脏腑之元机，生化之至理，古人盖尝言之，非予敢为臆说也。

曰：微乎！微乎！晰理如此，无怪起此重症也。曰：理本如是，尽人所知，若此症之得愈，则杨君静存之功也，予不敢

25

攘为己有。

叙赵氏二积聚症攻下过峻之害

经曰：大积大聚，衰其大半而止。善哉！斯言非攻之难于尽，为受者虑其终也。

盖积聚在腹，层层脂膜，条条系络，连缀既多，裹缠亦固，攻之殊甚不易。有积聚未动，正气不支，因而先病者矣。有积聚少开，正气未乱，转生他病者矣。幸而积聚溃其大半，正气犹可支持，此时但当养心，而此未尽之积聚，已属本拔根断之物，俟正气一健，自将转运而下。即或不下，再行攻伐，正气不致大伤，积聚亦难更留矣。此古人之立法尽善。初非养痈以贻害，而又不致戕贼生命，挽回无术也。

予姻赵允诚之室病积聚，延予诊视。问其处？当脐而近脊，盖石瘕也。先与和血理气药数剂，渐加攻削之品，十余日，病虽未动，败血已见矣。

赵君迟之，谆请急攻。曰：前治北宅从妹之病，七剂而下。久病也，何下之速？此病甫年余，十剂而不见动，岂亲戚情谊，固有厚薄乎？

予曰：彼病久而结于浅，散在经络，无非败血；此病近而结于深，僻在胞宫，必有硬块。夫败血未动，借新血以流之，其下也易，故不妨于骤下；硬块不移，破坚垒以取之，其下也难，岂复可以强下乎？君必求速，则攻药加重，易汤以丸，其下必捷矣。虽然气血难支，每服不过四钱。

赵君诺，乃订丸方与之。适予有事于北，赵君急合药，日

卷
一

26

服七八钱，十余日，病大动，渐渐痛甚。一夕，大痛欲绝，败血淋漓，病势欲下。夜半，复止。次日，腹痛几绝者再，病乃下，粗如儿臂，长可七八寸。举家庆幸，不知病人之难支也。逾三日，于归自北，赵君迎告。

予惊曰：病人必危矣。

曰：但腹疼耳，亦渐宁贴。

乃入诊，见其脉弱而不散。曰：侥幸！犹为无害。非多用养阴药不可。书方与之，令服三十剂。

赵君不以为意。服三剂，腹疼止，遂不服。其后每每多病，病辄沉困，皆倩予为治，赵君但以为弱，而不知皆攻积太骤，及下后失补之所致也。逾数年，乃渐健。

赵君又以治其叔母钟，寡也，积在小腹，每发作，攻冲而上，气不得息，心疼欲死。奔豚症也。予为调治者屡矣，辄应手效，求为攻去之，予不可，且不获暇，欲归而谋诸其父。赵君曰：何事他求，前佺妇所服方，下积甚捷，方今尚在也。合药奉之，兼嘱多服。钟服十日，积果下，痛绝数次，全病俱出。大如碗，脂膜裹之，层层破视，皆包死血，破六层，姑透其里。赵君喜曰：此六年之病，连根尽矣，以后何忧积？

然钟现已沉困，腹痛连绵数月，渐似平复，料理家事。一夕，坐月下，忽昏晕倒地，吼息数声而绝。

盖以过攻失补，血亏气脱，而至此也。

嗟乎！攻积而不能动，信无益矣。幸而动，不患不去；幸而去，不患不尽。使少去辄补，频补频攻，已破不完之病块，何难渐次削除？少亏未虚之气血，亦可随时滋长。惟一意直攻，计不返顾，遂令强者弱，弱者亡。宿病才去，命亦随之。

然则衰半辄止之说，古人其有所鉴乎？弗可违也矣。

议王赵二子病并治验

赵氏之子病发热喘满，不能食，左胁有块，面色黄肿。诊其脉，数大无伦，沉按全空。

予曰：此阴虚证，据脉不得有块。

曰：现在左胁，一片硬且胀痛。

问起自何时？

曰：去岁受惊坠驴而得。

予书麦味地黄汤，加芍药、枳壳与之。

曰：服此，勿入内室，数剂后再来。

其子服三剂，热轻，喘满全止，饮食大进。服七剂，热全清，左胁之块亦无有矣。比再就诊，脉已平和。亲友惊曰：地黄汤非进食消块之剂，何以能此？

予曰：此治在脉，不在症，其脉数大无伦，阳邪独旺，沉按全空，真阴大亏，阴亏阳旺，则气无所恋，而奔越妄行。其结于胁下者，肝经之燥气，故硬且胀疼也。窜入胸腹者，下部之浊气，故喘满不能食也。吾用大剂滋阴之药，复其真阴，则气自吸引而下，各归其部，行者行，运者运，此所以块消喘止，诸症俱退矣。虽然，亦其人肌肉未甚损，真阴未全竭，而又年方幼少，精血易生，故效得速奏。若使肉消精枯，年逾三十，亦难为矣。

曰：左胁之块，彼自云受惊坠驴而得，何以知非血积，而重用腻药乎？

予曰：以脉觇之，块本不真，即云有块，亦属气结，当彼喘满不食之时，又可以破块之药，重伤其气血乎？吾惟治其阴虚之本病，亦谓阴复热退，气血流畅，块自潜消。若果不消，再与分别于气分血分之间，治之未迟，而亦非确然断定其块之不必治也。且腻药之不宜于块者，滑脉、实脉、涩滞有力之脉，皆为有余者言之耳。此症脉已全空，血液有几？使其结浅在气分，得血而块以濡；使其结深在血分，得血而块亦柔，故腻药不宜于他人，独宜于此子。盖亟借其生血以为润也，而顾疑其助病乎哉？

议未讫，赵氏之戚王氏亦以其子来就诊，年十六七，与赵氏之子相若也，而瘦弱甚于赵。大热大渴，滑精溏泄，亦阴虚症也。诊其脉，甚数而滑，右关尤甚。

予谓王曰：汝子病甚剧，必养阴以清热，须药甚多，汝家贫，不能办也，吾以伤寒法治之。第先清其热，热退阴亦易生，效捷而药少矣。

亲友笑曰：此又奇闻。几见有弱症作伤寒治者乎。

予曰：借用一法，未尝不可，此有至理，诸君固未察也。

夫阴虚至于泄泻，不治之症也。而此子之泻，由于饮多，饮多由于大渴，大渴由于胃热而火盛。夫胃家之火，阳火也，阳火炽昌，渴泻方亟，而骤投以养阴之药，药随泻下，为功几何？吾以清热之药治之，下咽之后，未尝不泻，然药下而热亦随之俱下矣。第恐苦寒伤胃，势不宜频，故借伤寒之白虎汤，重用以清胃家之热，即佐伤寒之猪苓汤，分利小便，护持肾阴，此于清热之中，已具养阴之义。渴泻得解之后，滑精一症，未必不因此而少止，可谓一举而两得也。

且此子脉来虽数，而按之滑盛，尚未知今日之热果阴虚也，亦第阳火盛耶？俟渴泻止后，再为诊视，若果阴虚，用补犹未晚也。书方与之。服三剂，渴泻俱止，热亦大减。惟滑精一症，以其父伴宿，时时呼之，未及作，未知其真止否也。

再诊，其脉数减，而滑盛俱退，沉部亦弱矣。曰：此子果系阴虚，非补不可。疏方用芍药地黄汤，加苡仁、芡实，又服四剂，热减十七八，精神亦健。其父吝于资，不复与市药矣。曰：赵病七剂而愈，今亦七剂矣，病已退，久必自愈，无以药为也。其子遂不复健。逾岁，予见之，面犹黄色。问其故，滑精之症犹在也。而赵氏子则竟愈，今黝然肥丈夫矣。

叙俞蔚南病并治验及后致变之由

俞太学蔚南，嗜酒无节，病者屡矣。丁巳正月，病大剧，四末清脱，骨锋棱棱，惟腹大如瓮，坚如石，青筋暴露，脐突指许，行卧皆废，坐则仰，稍一俯首，水从口出。延予往治，谢不能。

会予赴姻亲召，其居近于俞。蔚南兄苍南来拜，次日，治具招饮，不得已往，遂延诊，并请病案。乃书曰：此痰饮内停，肿胀症也。肿胀之脉宜坚大，痰饮之脉宜滑大，是脉症相同，犹为宜治。今脉细而带数，邪实正虚，药将难任，一逆也；通身俱肿，痰水四溢，是诸经分受其病，受害犹浅，今单一腹胀，脾家独受，后天根本先拔，谷养谁为转运？二逆也。具此二逆，兼之络青脐突，生死实难预定。欲于死中求生，非攻补兼施不可。

夫湿气停结于内，清者为饮，浊者为痰，脏腑既满，溢于皮肤，不攻，病何由去？然脾虚不能制水，肾虚不能行水，肺热气虚，又不能布水，而后停留为肿胀，虚而攻之，是为虚虚，虽欲无危，不可得也。经曰：治水不利小便，非其治也。又曰：开鬼门，洁净府。今元府未闭，每晨见汗，无俟复开。惟小便一支，正是邪之去路。当此之时，清肺金，培脾土，疏肾气，利小便，频补之后，兼用一攻，使清肃下行，脾阳不败，肾阴无亏，缓缓调之，庶几侥幸于万一乎？

案既立，苍南以为允当，遂请疏方，兼订异日之约。曰：舍弟之病，兰馥赵君系至戚，自不得辞，但得大兄间来一视，互相参酌，足矣。予慨诺，自是两往。约一月余，大抵五六补后，攻下一次，病遂大减，膜胀全无，饮食倍进，小便亦渐多，腹之坚处皆软，高处渐平。每进补药，腹中辄汩汩响动。苍南喜曰：白术、枳实，今日始能当家矣。盖每剂有白术二两、枳实一两故也。

会予北归，有郝姓者，素不识，诣俞送贴脐方，言不吐不下，三日可全消。蔚南信之，询其方，生麝、蓖麻子也。赵君极言不可，苍南亦力止之，而内室协赞，已偷贴矣。

贴后，赵君进诊，骇问脉何以变，蔚南犹不吐。甫二日，病大坏，膜胀复作，饮食不进，腹坚如前，兼之面目俱肿，鼻中流血，小便癃闭。急延予治，而脉已不可为矣。苍南悔恨，谓予曰：二物之为害，如此其烈乎？

予曰：蓖麻收敛太峻，毒能伤人，然其害不过吸引邪气，聚而难出耳，为祸犹浅；麝香飞扬走窜，透筋入骨，脏腑经络，何所不至。令弟元气本虚，麝香循脐而入，五脏六腑之真

卷一

31

气，俱被攻乱。夫气者，本乎阳而亲上，故胸高而肿，鼻中出血也。今即收拾乱气，引使归元，耗散之余，岂能如归？且麝香余毒在骨，势必作热，热与湿搏，气复不顺，将来变症纷纭，正难料也。苍南强恳再治，气竟复降，腹亦微软，日食虽少，小便渐顺，然自是殊不受补矣。强调二十余日，遂辞归。而蔚南之病，亦无万分之一矣。

辨胡端儒气郁湿停实非噎症并治验

胡太学端儒，年近七旬，好饮而有节。偶因不快，中气怫郁，妨于食，非汤饼不能下咽。访之医，令饮生韭汁。自检本草，乃治噎膈方也，自是遂患噎，几废饮食，数月矣。就诊于予。予曰：此非噎膈症也。疏方令服药，数剂少效，再数剂，饮食大进。偶因伤风，食复减，延予往视。

同坐者曰：胡君之非噎，信矣，然食下不顺，其心常自危疑，医病不如医心，盍与辨之？

予曰：诺。乃为辨曰：噎膈者，三阳结热证也。经曰：一阳发病，少气善咳、善泄，其传为心掣，再传为膈。此胆与三焦之病传变所为，非正病也。又曰：三阳结谓之膈。此即今之所谓噎膈症也。三阳者，手阳明大肠、手太阳小肠、足阳明胃也。三经皆主津液。而胃为水谷之海，又津液所从出，三腑热结不散，灼伤津液，则胃家上口之贲门，下口之幽门，小肠下口之阑门，大肠下口之魄门，皆日渐干枯，出入涩滞，而水谷之道路不得流通矣。由是贲门干枯，则纳入之路涩，故食不能下，为噎塞也。幽门干枯，则受盛之路塞，故食入反出，为翻胃也。阑门、魄门干枯，则传导之路涩，并化物亦艰于出，而周身之津液几无余沥矣。

夫人身之内，调和五脏，洒陈六腑，皆津液也。津液既枯，血脉不流，肌肉枯瘦，皮肤皱揭，望而可知，何待辨证？然其症亦必有口中沃沫，腹中刺痛，便如羊粪之类，而其脉亦必细数而涩。盖非数不热，非涩不结，非细而津液犹未枯也。今胡君之脉，沉取和缓，正与涩反；浮取颇大，正与细反；脉来四至，何有于数？津液汪汪于膈下，何有于枯？又且大便甚易，时而见溏，较便涩难出者何如也。故此症不可以言噎膈。

虽然，其食下阻碍者，何也？

曰：此有二因，一为气郁膈上，两寸关之脉，浮取稍硬，是为气结。结则上逆，气上逆，则食自上而下，气自下而上，两相格阻，不能顺矣。一为湿气内停，夫津液虽足，非汪汪膈下之物也，其所以汪汪者，湿气为之也。

湿气在胃，津液归之，湿与湿合，停则俱停，其随唾而出者，食下之后，胃中实，而湿气上溢也。及食转肠中，湿气复归故处，反将上行之津液，尽吸引归一，故自咽及膈三四寸，常觉干涩也。古者人君养老，祝梗在前，祝噎在后，老年津液不足，亦是常事。而胡君之津液，未尝不足，特湿气截于中焦，不能上及喉咙耳。

今将治胃中之湿，未免增咽中之燥；若欲润咽中之燥，又恐益胃中之湿。惟健脾和胃，理气开郁，少佐以利小便之品，使湿气渐去，饮食渐进，病将自愈。夫饮食大进之后，气可生，血可生，宁区区数寸之胃管，而有津不上润之患乎哉？

详议胡端儒夫人病并治验

胡端儒夫人，年五十余。久病不瘥，势甚凶危，医皆避去。惟予姻亲赵君锐身治之，泻五色痰数斗，饮食少进，可望生矣。而变症不已，会赵君病，予往候，赵君请予代诊视，并立案存参，予不获已，遂往。

既诊脉，遂书案曰：此内风证也。考《内经》，五脏各有风，而肾经之风，面庞然浮肿，脊痛不能正立，多汗恶风，其声为呻，其变动为栗，皆与此症合。且肾与肝俱居下部，母子之脏，母移邪于子，此动则彼应，于是肾风、肝风，挟两经之相火，交扇而上。其蒸津液为痰涎，何待言哉？此时痰壅经隧，风火驱之，逼入心窍，为癫为狂，犹其末也。若风势大动，势必将痰涎逼入胸膈之上，喉中拽锯，喘息不通，呼吸之间，死生判矣。幸而痰涎驱除殆尽，是以延迟至今。

然左寸散，心血不足也；关涩而尺结，余邪未尽也；右寸浮弦而沉空，阳虚而阴上乘也；右尺一线上冲入关，胃阳虚而少阴之邪上攻也。

夫心血不足，故怔忡；阳虚阴乘，故时而寒；痰衰而内风之本未除，故挟少阴之邪，上冲胸膈为烦闷，上行头目而眩晕，上撼心包为震跳。左胁尤不宁者，风动而行于上，复左投肝木，而从其类也。舌下麻木，唇筋跳动，风邪煽侮脾胃，并最上之经络，亦受其毒。

殆哉！岌岌危亦至矣。此时阴阳两亏之间，辅正为急，祛邪为后。然或恣用养阴之品，是又为少阴之邪树一帜也。惟先建其上、中二焦之阳，使少阴之邪不得上犯，则内风亦无所借以助其虐。俟正气少足，内风将自寻出路，祛之亦易为力。乃订方。用六君子，和以芍、归，臣以桂、附，使以豆蔻、缩砂，而参、术之重，各至两半。胡君颇以为疑。

予曰：目下药力浅薄，而尊间脾胃过虚，重借此二味之力，填补脾胃，堵御风邪，少则不能奏功矣。

曰：现在作膜。

曰：此所以必加多也。夫参、术之性，少则滞，多则行，然入健运之脾胃，亦无乎不可。若中气本虚，资药力以为运，则必使其所生之气沛然充足，而后上者上，下者下，不至停留作胀。使畏而减之，则此浅薄之力，能有几何？虽少有所生，且不敷脾胃本宫之用，岂能有余力以为升降转输乎？是已膜而益其膜也，非重用不可。如言服之，果不膜。

其后予归，私减参、术之半，遂大膜。再加至原数，复不膜矣。月余，病减轻，药亦渐减。又渐加芍药、枸杞、龟板、鳖甲之属，复其真阴。数月，乃就痊。

立此案后，赵君约予同往，胡君从容问曰：前立脉案甚详，眛者亦复能解，但彼时仓卒未能尽言。拙室尚有一症，每逢夜半，必泻数次，何也？

曰：此肾泻也。少阴邪盛，真阴不守，故作泻，当于从其类也。夜半而作泻者，少阴邪盛，肾气不能内守，故随其动时而作下陷也。复从赵君录得此案，遗此数语，附志于此。

议胡俊亭女病并不终治之由

胡俊亭女病，俊亭馆于外，不及内顾。乃翁鲁玉闻予在其

卷
二

35

邻舍，延往诊视。

问系何病？

曰：癥瘕。发热经闭，二年余矣。

问饮食何如？

曰：现苦膜胀，自胸迄小腹，两胁尤甚，饮食晨进少许，不能多也。过午必发热，热则呕吐痰水，连食俱出。

问嗽乎？

曰：嗽甚，呕因嗽起。

问二便何如？

曰：前曾大泻数日，今止矣，小便甚无多也。

予偕姻亲赵君往视。既诊脉，谓赵君曰：此病有假，出议之。

出谓鲁玉曰：令孙女病，非真癥瘕也，必先有块，而后经闭。

曰：然。腹中块积年余，然后经闭。

问今腿足肿乎？

曰：自足而上，迄胸腹皆肿。

问头面肿乎？

曰：目窠下微肿，余则否，然两颧皆红。

问膜胀自几时？

曰：久矣，日甚一日，以至于今，尚可治否？

予曰：可治。然作癥瘕发热治，不可也。因为案曰：此症发热、咳嗽，经闭有块，极似阴虚痨瘵症。然六脉不细不涩，沉数而滑，过指流利。夫滑非癥瘕之脉，痰饮之脉也。且癥瘕之起，必由于血气之阻留，血不阻，不能有积，积不久，不能成块。

故经闭而后成积，积成而廓块现。发热颧红，应有之症也，何有于肿胀？咳嗽、食减，应有之症也，何有于呕吐？即呕矣，呕食呕血，犹属应有，痰水自何而来？日日呕痰呕水，何得如许之多？由此参之，即无滑脉，此症亦当别观，况明明有滑脉可据乎？经曰：腹满膜胀，支膈胠胁，下厥上冒，过在足太阴、阳明。故知此症本始于停饮，饮停不去，则熏蒸而为痰，痰饮日盛，与气相搏，旧者坚结内着，新者散布四出，于是外溢皮肤而为肿，内阻血隧而经闭，此先有块而后经闭之由也。

然则此症也，痰饮为本，经闭为标。发热，经闭所致也；咳嗽，热所熏也；颧红，热所蒸也，皆标病也。呕吐，痰饮上溢也；胸腹胀痛，痰饮多而不能容也；其呕必于过午者，痰饮阴邪，故时交阴分，随阴气而冲激内动，又其出由于胃，故必俟阳明用事之时也，皆本病也。

《金匮》论妇女之病，有水分，有血分。此病因痰饮而闭经，正属水分，故当先祛痰饮，痰饮一减，膜胀自除，呕吐自止，饮食亦自进，此目下之效也。俟痰饮全消，隧道无阻，经将不药而自通。设或不通，再用清热之药，鲜不愈矣。病有标本，治有先后，谓不可与寻常发热症同治者，此也。

案出，鲁玉疑未决。予曰：愚见如此，亦不敢必以为是，不立方可也。赵君力赞，乃请方。既见重用大黄，又疑不决。予曰：无妨。今晚一服，当下痰水数次。明日，胀膜减，呕吐止，饮食进，发热亦轻，此所谓目前之效，可旋至而立见也。次日，果然。欲再服，予曰：法当攻补互用，但此症形气不甚弱，无需乎补，补反增热，间日一用可也。

及再用，而予适北旋，越二十日，再往前处，问其症，已大重矣。盖更方用养阴药，助湿生痰故也。再请往视，谆辞不得已，复与调理，复前效，而已止药不用矣。

噫！主病者本不在意，予故为之谆谆辨证，多乎哉？

议于芳美病并不终治之由

于芳美，少年病瘫，左手足俱废。兰馥赵君为之调治，足能步矣。越岁，病复作，更剧于前。其父舁于软榻，就予求诊。

予视之曰：不可为也。恳祈再四，乃为案曰：脉析析如乱丝，近乎祟脉，其实乃风湿合邪，壅塞气道，脉为之不利耳。盖此症本系中风，兼之受湿，今岁夏秋之间，霪雨过度，故病遂增重。吼喘痰涎，声如拽锯，风入肺中，而湿气填之也。咳吐自汗，下利稠黏，湿邪充满，而风气逼之也。四末俱肿，不能动移，经所谓热盛则肿，湿盛则泥者是也。

为今之计，非追风逐湿不可。然饮食太少，正虚邪盛，中州之地，湿痰盘踞，间以风邪鼓动其间，如沸如羹，几乎无容谷之处，又岂能有余气传送药力，以祛风逐湿乎？此症不治固危，治亦难保必愈。择其急者，必先从肺胃立治。以肺气清，则治节行，湿痰可以少降；胃气动，则饮食进，营卫尚有转输也。然亦非旦夕所能见功矣。

遂为定方，服二剂，少效。延予至其家，再求诊，定前方，予疏方未毕，适其父存仁置唾器，少拂其意，芳美叱之，

无异奴婢。予曰：小子当死久矣，遂绝去，不与治，其病亦遂
不起。

议朱德春女病并治验

朱德春之女，适于邢，二年丧其夫。遗腹生一子，周岁而
殇。比见予就诊时，年二十六，病六年矣。两人掖以出，数息
乃达于外。形色枯瘦，咳嗽不断，张口喘息。

问何病？

曰：左胁有块，每发作，辄痛欲死，数日而后少瘥。

问发热否？

曰：发热。日夕尤甚，及明差轻。

问渴否？

曰：每晚大渴，茶必数碗。

问能食否？二便何如？

曰：食不能多，近来破腹作泻，小便甚少而热。

问月事？

曰：常闭。

常服何药？

曰：破块活血，斑蝥之属亦曾用过，病总不消。

予意其脉必细数而涩，及就诊，洪大而数，浮部一线弦
劲。曰：此外感，非阴虚发热也。

时亲朋满座，皆大笑，以为戏言。

予谓朱德春曰：汝女病亟矣，若平调，用药必多，如力不
能，吾为订一方，二剂当大愈，转方再二剂，可得痊愈；若不

愈，死必速矣。愿之否？

其父女皆曰：命苦如此，死亦何恨？

乃立方：用麻黄、桂枝、附子、干姜各六钱，党参、当归、芍药、石膏各一两，杏仁五钱，炙甘草三钱，付之曰：今晚服此，若烦躁，多饮温茶，犹不至死，明日再服一剂，吾异日来为汝转方。

亲朋戏曰：服此，恐不及俟也。追晚，又有戏者曰：朱家哭声将作矣。比明，又曰：朱家岂不敢哭乎？盖朱家瑞临，张君佃户也。遣人问之，则服药之后，汗出津津，嗽热俱止，渴亦不作，安眠熟睡，已达曙矣。

瑞临喜曰：大兄何以知其非虚痨？

曰：有其症，无其脉。仲景所谓：设有不应，中必有奸也。

何以知其为外感？

曰：脉来洪数之中，一线浮弦，是为脏腑积热，经络受寒。夫经络之寒，不因外感，何自而得？惟外感之寒聚于经络，足以血涩而不流，气郁而不散，郁之甚，则外结而为块，内闭而成热，以致上熏肺中为喘嗽；中灼胃府为烦渴。喘嗽、烦渴并亟，则饮食日减，血液日亏，瘦损亦日甚。奉生且不足，尚有余血下注为经水乎？

此病向来误治，总因认症不认脉耳。又必因其少年寡居，子女俱无，以为因郁闭经，经闭而成块、发热，故专用破块理血之药，不知左胁之块，正是寒气结成。夫寒之中于经络也，不散则必有所聚，聚而结于左胁，积久则为痞矣，此所以历六年之久也。若不解使汗散，且将结以终身，宁止六年乎哉？

且痹之为病，寒胜则痛，此症每发辄疼痛欲死，正系寒因。若系内症血积，乌有不经攻劫，而令人疼痛如此者？予治此病，昨日约定规模，但先解经络之寒，寒从汗散，积块必然冰消，虽脏腑郁热，而元府一开，气得外散，热亦必就轻减，经所谓"火郁发之"也。

俟两剂之后，寒邪无余，再与祛其内郁之热，如发蒙振落耳。张君称善，予遂他往。五日而返，病者已喜笑自由，步履如常人矣。

问之曰：热、嗽喘、渴、泄泻全止，饮食倍进，惟块不知何往，大小便中，俱未见形迹。盖犹疑为积血也。

予曰：化去矣，不必追究。复与芩、连、知、柏等二小剂，脱然痊愈。

叙族姑危症治验并详病机

族有病者，求予甚急，转三处，乃与予遇。问病者，予之姑辈也。

问何病？

曰：身体暴肿，大喘不止，舌胀满口，舌下复有一舌，遍身斑斑，兼浮赤泡，泡破，肉色皆黑。

予曰：病必起于躁急。

曰：然。三日前有事不遂，形神俱躁。

问小便尚有乎？

曰：不知。

问曾服何药？

曰：医至者二，皆言病危，不立方，亦未指病名。惟一妪，以为痧胀，治亦不效。

予曰：此病易知，火也。然甚急，不可待矣。可先以方归，取药急煎，煎必三升，连续服之。乃疏方，合凉膈、泻肝、导赤为一剂，重逾十两，不用硝、黄，而重加石膏。

越日，问之，服一剂，已痊愈矣。

亲族问曰：病未见脉，何以确知为火，而用如此重剂？

予曰：非火不能如此之暴。

夫人之一身，水一而火五，故《内经》论症，有一水不胜二火，一水不胜五火之说。今病发躁急，心包之火动矣。夫心包者，代君行令者也，此火一动，则肝肾之相火翕然从之，而脾胃之火适在三火夹持之中，肺气不支，遂而为喘促；心气浮腾，溢而为舌胀。脾胃连舌，散舌下，经满而溢于络，故胀大遂如一舌。胃腑合脾主肌肉，本热而及于末，故暴肿遍于周身。至热之所迄，由经络孙支而溢于肌理，则浮越而为斑；由筋脉肉腠而出于皮肤，则冲嘘而为泡；泡破而肉色黑者，火热反从水化，非肉死也。经曰："亢则害，承乃制。"阳极似阴，火极似水，理本如此。此症不从火治，无处着手。然燎原之势，非升斗所能沃；焚身之灾，岂杯勺所能胜？故以重剂多煎，连续服下，遂一熄而不复燃矣。且吾在远，不能急来，若用小剂，症必不退；不退，则谓之不效；不效，则不再服，无论更医改方，祸起不测。止一犹豫迁延之间，病已不救矣。熄焚援溺，不可须臾纵者，此之谓也。

亲族佥曰：善。予乃笔而志之。

议某姓妇脉风症并治验

妇人某，不知其姓氏，诣予求治。舒臂就诊，见其手腕皆似疮似癣，赤而微突，着指强涩，几无隙处。

问遍身皆然乎？

曰：下身微少，胸腹肩背成一片矣。

问痒乎？

曰：痒甚。然不敢重爬，重则疼，且易破。

予曰：此风之为也。经曰：劳汗当风，寒薄为皶，郁乃痤。又曰：脉风成为疠。

夫同一风也，中于卫则为皶，中于营则为疠，皶，即今之所谓粉刺也。惟其发于卫分，色从气化，故破而出白。疠，即今之所谓癞也，惟其结于营分，色从血化，故聚而为赤。此症自以疏风为主，而用活血透表之药，从营分驱去风邪，当必不误。欲立方，又踌思曰：此虽外症，根蒂深矣。

观其皮肤之间，鳞次甲比，已从营分突出卫分，坚结固护，如蟹匡螺亮，然岂寻常风药所能破其藩篱。然风药太重，加以峻烈，其性既轻而上浮，共势又慓而难制，营卫受其鼓荡，势必不静，倘从鼻口溢出，是治病而益其病也。奈何？既而曰：得之矣，药何常顾用之何如耳。乃仍用荆、薄、羌、防等驱风，和之以归、芍，托之以参、芪，引之以红花、姜黄，剂不甚重，而水必倍加，煎汤必盈二三升，连口服下，使汤液充肠满腹，药力借水力以行，势必内盈外溢，透出肌表。桂枝汤之必啜热粥，五苓散之多饮暖水，皆此意也，何以猛药为哉？

其人如法服之，果数剂而愈。后数月，又遇一妇，与此症同，即用前法，亦寻愈。

议潘姓妇病并治验

潘姓妇近七旬，久病沉绵，医以消食、清热、理气之药，屡治不瘥。予问其症，右胁有块，气逆胸满，胃脘常痛，痛甚则两胁俱胀，殆不可支，兼之心烦而跳，口燥舌干，睡卧不宁；饮食不进。上身苦热，下身苦凉，小便时而赤热。右寸关浮而劲，按之全空；左寸关沉而郁，举之全无；两尺沉而短小，又数又结。

予立案曰：异哉！此症阴阳不交，脏气互结，更虚更实，或寒或热，症果难调。

夫人之一身，上阳而下阴，然而阴中有阳，阳中有阴，气以煦之，血以濡之，阴阳相抱，脏气乃平。今见之于脉者，或有表而无里，或有里而无表，或颇有表里，而不匀不和，阴阳无交济之美，而气血有离决之患，宜其病之沉困也。

盖右寸关肺脾之分也，其脉有表无里，是肺脾之亏在阴，而有余在阳，非阳有余，血不足以丽气，阳乃孤行而为病矣。故其现症为气逆，为胸满，为结块于右胁，为攻痛于胃脘。如此，而饮食何能健运？左寸关心肝之分也，其脉有里而无表，是心肝之亏在阳，而结滞在阴，非阴独结，气已闭于血中，阴乃怫郁而为热矣。故其现症，为口燥舌干，为心烦而跳，为两胁膜胀，为上身烦热，如此，而睡卧何得独宁？惟肾主下部，两尺俱沉，犹为本脉，而且短且小，似数似结，水火之藏，阴阳先自不调，故阴现于外，下身为之俱凉；火伏于中，小便时而赤热，若不急治，久而移热于膀胱，则癃闭、溺血之症现。移塞于脾土，则壅肿、少气之症作矣。乌有阴外阳内，反天之常，而不变生大病者乎？

盖此症五脏俱病，而向用消食、清热、理气之药，殊属无当。夫饮食不进，无食可消。为膜胀，而理气似近理，不知气所以胀者，右寸关之有表无里为之也。右寸无里，犹可云肺脉之本浮，右关无里，脾阴已苦告绝，而可以枳、橘耗散之品，重伤中州之元气乎？为烦躁，而清热似不误，不知热所以生者，左寸关之有里无表为之也。左关无表，犹可云肝脉之本沉，左寸无表，心气已经内郁，而可以芩、栀苦寒之品，重益上焦之闭结乎？

吾为酌立治法，亦非随症而为之治也。肺脾之病在气分，肺欲收而脾欲缓，从此求之则难为，而但养阴以引其阳，则阴生而孤阳之浮溢者自敛。心肝之病在血分，心苦缓而肝苦急，以此参之则难调，而但从血以宣其气，则气行而浊阴之郁闭者自开。独肾家之药，水火不相为用，不益其阳，则水脏不暖，黍谷终无回春之候；不益其阴，则火归无宅，神龙将有陆地之忧，是必阴阳并补，乃得水火既济。王启元所谓"益火之原，以消阴翳"，"壮水之主，以制阳光"，正此时此症之真诠也。

案出，人曰："上身苦热，下身苦冷，果心肾两经之症，与他脏无涉乎？"

予曰：人之一身，心肺主上，脾胃主中，肝肾主下。经曰：心部于表，肾部于里。又曰：阳中之阳，心也；阴中之阴，肾也。夫心为阳而居上，主表，上身之热，即阳分全现阳象也，不归之心将何归？肾为阴而居下，主里，下身之凉，即阴部全现阴象也，不属之肾复何属？理主其常，义取其正，大概如是。其实交互推求，下身已凉，必肾经之火上移而从心，心复炎肺，是以气逆胸满，心烦口燥，上身为之全热耳。其势上炎之极，复移而下注，则由小肠侵及胞宫，小便乃现热证矣。是小便之赤热，亦不尽归肾经之事，然而肾主二阴，虽上热之下移，亦肾火之协灼，故小便赤热一症，仍属之肾家。

　　于是其人唯唯称善。予乃合附子理中、人参养荣、金匮肾气三汤之法，裁取而定方，一剂而效，再剂而瘥，其后数剂，而告成功。

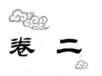
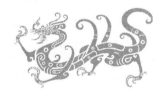

叙王骑前夫人病症治法并治验

王骑前之室产后八日，胁腹胀疼，医视之，败血未下也，用破血药，血下，不减。用通经丸，前后六两许，下血数斗，痛渐止，而虚症蜂起矣。王有族弟知医，改用补药，不受，病日以剧。

王与余善，乃延余往诊。其脉无力无神，左关微弦。病人面黄色，目下微肿，语几不能成声。

出，谓骑前曰：尊阃病属停饮，治不从水而从血，以致阴阳俱亏，气血欲尽，殆矣。今水邪犹在，血液徒伤奈何。

骑前曰：拙室病发产后，不闻患水，医亦未言及也。

余曰：医言及此则医矣。试入问之，胁下有水声否？

王乃入，少时出，曰：果有之。胁下微闻水声，不知病即此也。适室人细忆，正因彼时偶渴思饮，室中无人，遂饮冷茶碗许，卧而寐，醒即作疼。以产未几日，医又言为败血，故不复忆及此也。今闻君言，追想甚确，不知尚可攻下否？

予曰：补之不暇，何暇于攻？

王曰：补屡矣，徒增胀热，必不受也。目下室人畏补更甚于畏攻。

予曰：补亦有道，何可易言？夫尊阃之病，自发热，恶寒，头眩，心悸，以及腰酸、股软、怔忡、不寐之症俱备，虚亦极矣。而谷入不化，强食辄膜，脾胃虚弱尤臻其极。夫五谷气味，与脾胃正相得者也。相得者且不能运，岂能有力以运药？补之不受，职此之由，非补有误，失于峻也。此时用补，如养饿极将死之人，始以汤，继以粥，渐而硬饭，渐而肉食，积日加增，乃可徐起。若肠枯欲断之时，而骤以干糒大脔投其中，惟一饱而气绝耳，补可易言乎哉？

骑前称善。而谓其子曰：孔伯若用参，勿令尔母知也。

予曰：此时参尚不用，终有用时，迨有参、术，加至姜、附，病斯起矣，乃可议攻水。于是订方，用醒脾和胃之药。自三月至六月，往视二十余次，方屡更，参、术、桂、附俱备矣，病人犹未知也，而虚症俱退，步履渐健。

其子喜曰：母病将愈矣。

母曰：何知？

曰：孔伯言，用至附子，病斯起，今用之屡矣。

母讶曰：曾用参否？

曰：用已久。

曰：何以不热？

曰：附子之热，十倍于参，用附子不热，参乃热乎？

母乃喜。

至七月，予乃为之立攻水方。曰：此水积久，裹藏已深，层层脂膜，非峻药不能抉而透之。用甘遂、黑丑、大黄、槟榔，领以牙皂，导以青皮，丸以炼蜜，嘱令少服，不知，乃渐加。始服七八丸，渐至二十余丸，水乃下。间二三日，再服再下。数次之后，水囊俱出，又呕出浊水一二斗，中带死血，点点如砂砾，犹前通经丸所伤未尽出者。而病人又渐虚矣，予乃为定补养方。会骑前赴试，药不果用，病人遂不能遽健，阅岁又产，犹时时现诸弱象云。

叙王骑前内亲满姓妇久病治验及产后致变之由

方予之往于王君家也，骑前谓予曰：室人之病，受赐多矣。昨内弟满，以妇病不育，托予求治，予惮君烦，未遽许也。然距此密迩，可奈何？

予曰：令亲病属何症？

曰：癥瘕。自闺中已有此病，今结褵八载矣。

予曰：瘦损已甚否？

曰：室人常见，殊不为瘦。

予曰：是尚可治。乃偕往。

比至，骑前令面诊。脉涩不匀，色带青黄。曰：是真癥瘕，共有几处？月事犹顺乎？常发热否？

其姑曰：块共三，一在小腹，两在胁下；经行不顺，至则腹疼，间有闭时，惟热不常发，亦不常止，时轻时重，历年皆然。

予曰：此所以能至今日也，若常发大热则难言矣，然此病已自成疆域，阻碍气血在半通半塞之间，不去之，岂惟不育，终将为害。乃订方用破块活血之剂。

病家兼请清热。予曰：清热乃治阴虚之法，非破块之法也。夫阴虚之极，其热如炎如焚，不清阴何以复？此病虽云发热，而脉不数，热必不甚，特以病势内阻隧道，气血壅遏，故郁而为热耳。病去而气顺，热必自清。若于破逐药中，复加清凉之品，寒凝气结，反多稽留，病去终无时矣。病家唯唯。如方服数剂，块不动，再加之，块仍不动。予曰：此根深蒂固之病，非汤液所能窥也。易汤以丸，服月余病渐下，脉亦渐匀，病色则大退矣。盖自服药之后，饮食倍进故也。满私问予曰：病下皆白物何也？

予曰：古人论此，原有青、白、赤、黄之不同，名亦纷纷，以愚度之，结于血分者，色紫而间带赤黑，结于气分者，色白而间带青黄。此病惟结于气分，故不甚碍经脉。虽然，血分亦有之，以经行作疼且有闭时故也。特结在气分者，浅而易动，故先下；在血分者，深而难拔，故未开耳。

曰：近来经行亦顺矣。

予曰：若然，血分之积亦动，可更购一药，服之必大下。为指其处，购三服，病果大下，块减可三分之一。复购复服，间以前药，块日减削。

后两月余，予在王骑前家，满往问曰：室人自服药后，两次经行色正，且顺，今逾期矣，忽绝不至何也？

骑前曰：得毋孕乎？

曰：家人亦以为孕，有相似者。

予曰：若然，君太孟浪，此胎必坠，气血虚不能固也。然坠乃君福，不坠反害。

满讶曰：何也？

予曰：尊夫人之病，以予料之，不过才去其半耳，余者尚多，若坚结把持，牢不可动，将来胎成之后，转动不易，临产之时，出路多梗，是产难在所不免，一害也；若伤残不固，连者易断，日后胎形长大，势必撑离故处，儿出转折，亦将撞断系络，此时病随儿出，满腹受伤，必有血崩之危，二害也。具此二害，福乎！祸乎？然已至此，前丸药必不可用，再待月余，以观真假可也。满诺。

时十月下旬也。过岁见之，曰：真矣，丸药幸未再服，将来当何如？

予曰：吾为治之，至时相招未晚也。其后大产，果病随儿下，血溢不止，急招予。予在平阴，觅人往请，被阻不得通，乃延他医。医见发热，曰：产后伤寒也。投以汗剂，遂加喘满。

比予自平阴返，而其病已不可为矣。适遇骑前，谓之曰：此病不治，胡遽至是，是治之适以误之也。

骑前曰：彼自急于育耳，治而育，复育而危命也，夫何尤？

呜呼！予不言，人固不及知也，其果命也与哉！

叙党应远令嫒积聚治验及后致变之由

党应远令嫒，病腹中有块，发热闭经，胁下膜疼，张君岭馨治之，病愈而块未尽。张去，遂止药，数月复发，块结满腹，膜疼尤甚，经复闭，兼之泄泻大作。复延张，张辞，改延他医，屡药罔效。

时予馆于曲阜，甫归，党即来请，乙卯七月朔三日也。辞不获，遂往视之。诊其脉，数大而空。予曰：此症阳邪太盛，真阴大亏，非重用阴药不可。

时有老医在坐，曰：泄泻已久，脾胃受伤，今已完谷不化矣。积块犹可缓图，若泄不速止，殆将不测。更用阴药，不且滋于泻乎？

予曰：向用何药？

曰：苓、术之属逾数斤矣。

予曰：苓、术数斤不效，可以知此病情，尚何阴药之足畏？经曰：阴在内，阳之守也；阳在外，阴之使也。此惟阴气亏损，阳邪乘虚而内，逼阴不能守，故上为膜胀，下为泄泻。完谷不化者，肠胃之中，有阳无阴，有动无静，故食入即下，不及变化，而遂出也。此时重用阴药，尤恐缓不能支，若用阳药，阴气竭矣，其能久乎？乃立方，用地黄、芍药、龟板、鳖甲为主治，辅以阿胶、麦冬之清润，佐以茯苓、芡实之淡涩，稍用清凉利气之品以防滞，一剂泻减，再剂泻止，膜亦不作，精神顿爽。

党乃喜曰：如此捷效，病易愈矣。

予曰：不然，积块未动，大热未清，愈正无期也。又数剂，热减食进，乃酌改前方，半减地黄，参以首乌，更加石斛，以清胃府之热。嘱令多服，遂赴曲阜。月余，党复往请，则泄泻又作矣。予至，诊其脉，数大而滑，沉部全不见空，而犹株守前方，日进一剂。予曰：此阴气已足，痰水泛动，故作泻，非阴药所宜也。盖此症虽云闭经，而腹中之块，多属痰饮结滞，以六脉沉取全无涩象故也。夫因痰饮而闭经，气血久已受病，其中离经有余之血，能有几何，混入痰饮之内，料亦不能独结成块。其所以久不通者，痰饮为之也。痰饮聚而经闭，经闭而热盛，热盛而泻作，此前日之病情也。养阴而热轻，热轻而泻止，泻止而阴复，阴复而痰饮日增，渐至溢而又泻，此今日之病情也。前药减地黄，参用首乌者，正恐其助痰生饮，宁可用阴药以止此日之泻乎？时前医犹在坐，闻之瞿然。予乃用苓、半、枳、橘、芩、连之属，加大黄以利之，洞下痰水数升，次日泻顿止。前医喜曰：药随症变，识敏机圆，吾今服矣。予乃与酌用下法。曰：积块不去，何时病已？然不补，必不可下，过补，又将增热，其平调缓攻可乎？乃以甘淡和胃之品，调养数剂，下一次，至十月，腹中之块，右边全消，左边未甚动，遂交付前医，仍赴曲阜。月余复返于党，其医已辞去矣。余仍用前方治之，左边之块亦下，然身弱，时患风寒，屡痊屡感，不能专治旧病也。

至丙辰二月，左边之块，仅余掌许未尽，软且薄矣。曲阜适又来接，予曰：此些许之块，毋庸再下，元气一复，不能自留矣。会病者右胁作疼，予为书方而去。逾两月返，则病者之右胁乃痈也，几至不救，出脓汁斗许，始渐愈。

至五月，予往视之，病者已能起，饮食倍进，步履渐健，肌肉亦渐复矣。闻予至甚喜，亟请诊视，尚复有病否？予曰：脉颇旺，犹带数象，两寸壅盛，得勿更肺痈乎？可预治之，有此症者，可以潜消，无亦无害也。遂用银花、菊花等清解上焦之药，令多服数剂。胸腹、脊背遍出斑疹，紫黑错杂，而心中爽泰，举家喜曰：幸早服药，不然必又生痈矣。方庆更生，未逾月而疮疖之患起，自膝以下三。延外科视之，疔也，治疗方愈，头面又起，为疔三，疖四五，小疮无数，治之皆愈，余一

疽矣。适闻回人沙，外科高手也，延使治之，比至，出针阔寸
许，病人方惧，针已骤下，适破疽边，并及好肉，出血数斗，
犹流不止，面色皮肉一夜尽枯，飞舆招予，而脉已不可为矣，
予为惨然，遂辞归。后三日竟以血枯殁，时七月上旬也。

噫！此病之可死三，而皆不死，至定不死矣，而又以不死
症死，命也欤？抑医之鲁莽为之耶？

议郎姓妇产后脂瘕病并治验

故佃郎姓之妻，为其子妇求治。曰：媳年二十，新产月
余，忽发热，小腹硬疼，一块条长粗过于臂，横卧阴股，痛如
囊锥，手不可触，行坐俱废。白脓点滴，自小便注下，日夜呼
号，求赐怜拯。

问能饮食否？

曰：连数日不能进矣。

问二便何如？

曰：俱卧而下，不敢蹲立故也。

问产后曾病否？

曰：小病数日，已用药得愈，此病出月乃发，发辄痛，日
甚一日。

予为踌思。问汝媳旧曾有病否？

曰：未嫁前曾闻有积聚，娶后渐胖壮，至今亦不大瘦。

予曰：足矣。乃为立案书方曰：此厥阴肝经与任脉之症
也。盖足厥阴由内股入阴中，上抵小腹；任脉起关元，主胞
胎，下抵阴器。经曰：任脉为病，男子内结七疝，女人带下瘕

卷
二

54

聚。又曰：足厥阴之病，妇人小腹肿，男子㿉疝。此病在男为疝，在女为瘕。裹大脓血，在肠胃之外，宜桃仁承气下之，然非引经药引入两经不可。但恐新产之后，气血虚弱，不任频攻，服一二剂，再为斟酌可也。

既立案，适有客至，见之曰：病发产后，安知非败血未尽，稽留作楚，而云旧病乎？

曰：若系败血，产后一月之中，久已作痛发热矣，何待安然三十余日，乃骤发大疼，且白脓自何而来，败血岂能复化？此必脓血俱有，特血结而难出，脓溃而易流，故点滴下注。究之其所谓脓者，非脓，乃脂也，即千金所谓脂瘕也，不应作败血治。即系败血，桃仁承气亦不误。

曰：乌有癥瘕在腹，而能胎孕者？

曰：多矣。亦顾其病之轻重，人之强弱何如耳。若结聚适在胞宫，经且将不流，安能复再育？或不在胞宫，而结聚深重，周身气血，尽将阻闭而为病，其人日益瘦损，亦无生子之理。若邪聚本浅，其人又壮，则所伤不过一二经，久之，而结者自结，行之自行，并此一二经之气血，亦曲流旁折而归于正经，是病已自成窠囊，不能肆行阻碍，何为不孕？

曰：若然，则未孕之先，正旺邪当自退，此病何以不下？临产之时，胎下路亦甚顺，此病何又不下，迟至月余何也？

予曰：未孕之先，正自正，邪自邪，各不相干，又无药以驱之，病何由下？临产之时，胞宫开张，只有儿出之一路，重墙复壁隔病于外，又何由下？其迟至月余者，谅亦本非定期，大约受孕之后，胎形日大，病为所挤，不能不动，渐渐离其窠囊，渐渐伤其根蒂，特有余地自存，旁络未断，故牵连未遽下耳，及出月以后，气血充足，离窠之病，不能复归故处，而脏腑膈膜之外，气血流畅，转运充沛，又不容余孽偏安，故下抵小腹，横卧阴股间也。若不速为驱逐，痛不能食，能延几日？故必用疏排之药，使坚者溃，软者流，乃可寻络入隙，透入肠胃，自寻出入。非矜奇眩异，而为孟浪之治也。

逾二日，郎姓舁其妇来曰：药服二剂，病大减轻，饮食亦进，求一诊视，尚可再下否？

予诊其脉，沉部不弱不滞，浮部尚觉盛大。曰：此病尚有外感，前日为何不言？因问小腹之块尚存乎？

曰：较前为小，存者尚多。

问泻几次？

曰：五六次，血块白脓与粪俱下。

问汝始发热时，曾头疼、身疼否？曾作渴否？

曰：不甚作疼，惟小腹疼甚，前日亦渴，今不渴矣。

予曰：此其外感也轻，故不甚觉，又兼小腹疼甚，何暇顾及头身？今块虽未尽，而脉无滞机，无弱象。无根之病，不现于诊，正气未虚，犹堪再下，驱之易为力矣。惟外感尚在，切不可忽，若肆行推荡，外邪入里，生死转不可知。

遂仿佛大柴胡立方，佐以导滞之品。曰：此药平稳，多服数剂，倘不效，异日再来。其后数日不至，闻已痊愈矣。

舍脉从症偶记数条

凭脉断症，理也。然脉有不足凭者，有无脉可辨者，消息于形症之中，亦可以立治。有朱氏妇病肿，自顶及踵无不甚。

目不能开，手不能握，股不能曲。

诊其脉，臂坚如石，毫不可得。予曰：病甚矣。得自何时？起于何因？小便尚通乎？日饮食几何？

有妪代答曰：病近一载，因小产后与夫口角，稍受挫折，血脉遂闭，后乃渐病，又久而肿，又久而甚。今饮食犹能少进，小便甚无多也。

予曰：此因经闭，而后积水作肿，治在血分。重与通经破血之药，下如胶漆者一二升，小便遂大利。月余，肿尽消。次年，复育一子。

又有男子自旁村异来就诊，问其症，极似热病，亦未几日，诊之六脉全无。予曰：据汝言，少阳、阳明合病也。势虽重，不应闭脉。谓危极而脉已绝，然自门及堂数十步，汝不应能行，行亦不应能至，至亦不应能坐，且言有条理，非将死之人也。予为汝立方，倘不愈，勿咎药。书方与之，服一剂，已大汗愈矣。

壬子夏，予适过从弟居，其居去予居颇远，不时至也，见医在客舍，问谁病？弟之长女也。医与予善，问病何如？脉症云何？医曰：阴虚发热，脉甚细弱，目下无害也，久恐为累。予曰：容予视之。入而诊，果如医言。然形色充润，起坐如常也。予谓侄女曰：汝病几时矣？饮食何如？发热亦有时轻重否？曰：连月来闷不能食，倦怠无力，渐渐发热，亦无轻时。予曰：据汝脉，当不能起床矣，岂止无力？无力之故，当由于不能食；不能食之故，必由于内有停滞，而发热非阴虚为之也。此病从形色断，不当作阴虚症治。从弟疑曰：停滞不现于脉乎？又闻近来经血绝少，何也？予曰：惟此不现，乃能误人，脉之细弱，经之短少，皆不能食之故，甚毋庸养阴为也。遂为立消积导滞之方，服二剂，果泻下积聚而愈。

从弟之妇，病数年矣，脉甚弱，服药皆用补，腹中亦有积块，弗敢动也。后又停饮作痛，水声漉漉，小便短少。予为其脉弱也，不用峻剂，除参、苓、枳、术外，加泽泻、车前之属，水不下，少加大黄，亦不下。再加之，仍又不下，而脉转起矣。予曰：此脉为病锢，真气不达于寸口，非本弱也，攻之可无恐。乃制控涎丹，加葶苈、车前，丸以炼蜜，服钱许，满腹皆水，泻下斗余。补养数日，再服再泻，计二十日间，泻下四次，下水无算，腹中之水犹未尽，而积块则软小矣，六脉神气亦不衰。乃嘱从弟向藜治之。向藜较予谨细，必能愈此症。然亦可见向之弱脉，不甚足凭矣。或曰：无脉可以意治，有脉又不足凭，然则脉可不论乎？予曰：不可。凭脉者常也，舍脉者变也。

温症夹痧并痧症忌食类记数则

壬子之春，温病颇多，间有夹痧者，症亦温症，脉亦温脉也，而各症之中颇有异，治少缓，则不救，予初未之知也。

予近村遇一人，病甫起，脉症皆温，惟胁下痛甚，以温法治之，一药遂愈。次日，饮冷水，病复作，仍用前药，殊不复效，越日死矣。

又遇一人，病甫起，脉症皆温，惟心下痛甚，以温法治之不效，三日遂死。

又遇一妇人，病甫起，脉症皆温，胁下痛尤甚，予踌思无法，不复治，亦三日死。

其后又有病者，介满君灿章以求予，比诊视，脉症亦温也，而头痛特甚。予曰：此症予未得法，不能治也。病者之父，年八十矣，止此子，跪而哭求，予不能辞，心甚急，忽思曰：岂夹痧乎？仍用温法，加荜拨、雄黄、川椒，引以藁本、羌活之属，一剂遂霍然愈。

是后凡遇温症，其中有结疼独甚、迥异寻常者，即于治温药中，加入痧药，引至其处，无不随手奏效。间有温病未即解，而结疼之处无不解者，再治其温，亦无不愈。乃知前三人亦皆可生之症，以辨未精切，用法不圆，遂听其宛转哀呼，以至于死。惜哉！

或曰：温症夹痧，古人谅有论之者，亦必著有治法，子岂未之闻耶？

曰：有。仲景著金匮，有阴阳毒症，其书云：阳毒之为病，面赤斑斑如锦纹，咽喉痛，唾脓血；阴毒之为病，面目青，身疼如被杖，咽喉痛。皆五日可治，七日不可治。以其方有雄黄、蜀椒、升麻、鳖甲等，注者谓即痧症也。后世论痧尤详，渐至专成一书。其叙症有大满、大胀、心腹绞痛、呕吐、泄泻、肢冷、甲青等说，然至混入温中，疼结一处，而其症亦温中所有之症，其疼独异于温中诸处之疼，则予未见此说也。故存此以志予见闻之陋。

予又尝闻乡先达云：南方瘴气盛，痧症尤多，病者切勿食，服药即愈之，后三日乃食，早则病复发。

予尝一日治二妇人，皆暴病，呕吐、膜疼、胀满、昏不知人，渐就死矣，投以痧药皆愈。其愈之夜，皆思食，皆食粥二碗，食后皆复病，皆于鸡鸣之后死。乃知老成阅历，片语胜于药石，真可补古人之未备也。并存此以告世之卫生者。

议某氏妇奇症并治验

妪某氏，凌晨叩门，为其女求治，意甚仓皇。

予问病者何以不来？

曰：不能移动。

问何病？病自几时？

曰：下体肿疼才三日耳，而重特甚。

问其详？

曰：言之殊惭，亦不得不言。此女素本无病，适人未久，三日前，自其夫家来归，亦甚欢愉，及晚。稍觉腹中热疼，次日，阴股已肿，阴中有物外撑，痛乃甚。小便不利，通宵无片刻安。至昨日，阴中之物突出三四寸，赤红粗大，上带锋刺，触之疼彻心腑，不惟小便不能涓滴，并肛门撑阻，大便亦不能下。而其物且方长未艾。目下惟支股卧榻上，哭求速死，不知尚可治否？

予曰：但痛亦不至死，小便不通，胡可久也。吾为立二方，一以饮，一以洗，或尚可瘳，然效与不效，明日必来回信。

亲朋骇曰：此为何病？君敢慨立二方。

予曰：病名予所不识，然其理可意断也。经曰：诸痛疮疡，暴病暴肿，皆属于火。刘守真曰：五志过极皆为火。此必五志之火郁于内，而少年新婚，又有以触之，故其火不炎而上焚，反吸而下就。夫火性极速，其发也暴，故三日而病至此极也。且病之似此者三：曰阴挺，曰阴菌，曰阴痔。其为症多属产后虚劳，中气陷下之故，而总不闻其肿疼，亦必不至于阻便。今新婚未产，何至于虚？平日无病，气必不陷，不作火治，此外尚有他途乎？予但为之清火，保无舛错。

曰：风湿中无此症乎？

曰：风之为性也动，必不骤结于一处；湿之着人也迟，必不猝发于一朝。惟心包之火，可下注于膀胱，而肝家之雷火，肾家之龙火，地近壤接，声应气求，势必翕然归一，并起为害，斯其所以沸腾气血，鼓荡肌肉，以至肿劲而突出也。兹用丹皮、连翘清心包之火，佐之以龙胆，臣之以知、柏，凉之以地黄，和之以芍药，而又用车前子、牛膝导引直下，火势即不清，能不衰减乎？洗法特属末事，无足道也。

次早，前妪至，讯之，突出之物果消归乌有，痛亦顿止，惟阴股尚余微肿。问药可再服否？予曰：分量过重，减半服之可也。及服半剂，病遂痊愈。

议金明府病并详治验

明府娴于吏治，严明善断，而于岐黄一道，懵如也。病则以身委医，死生以之。莅滕之日，病已久，以为劳惫所致也。医以参、术、桂、附等投之，精神少振，遂以桂、附为命，久而便血。又久而燥结不通，更医，用大黄数剂，而后得利，稍觉宽快，即以大黄为命。又数剂，不能支矣，更医，用地黄，稍稍能起，又以地黄为命，日用二两，二年不辍。而向之得效者，又增剧矣，乃谢病归，又恐不能及故里，嘱办后事。

延予诊之，投以宽胸利气之剂，一药而病减大半。次日，快甚，谆嘱再用前药，余不可。更定一方，次日再为增减，始嘱令多服几剂。而明府总以后方不如前方之效，谆谆以前方为言。予恐其不知快利之伤气也，归复以字投之。

曰：周身之气，皆司于肺，而胸为气海，肺之部分也。故凡气病未有不关于肺者。父台病胸中膹满胀塞，气不下降，此正肺家本病。按之则入于小腹，得泄气而膹胀少缓者，肺与大肠相表里故也。此症若系初发，数剂可以痊愈。今病已积久，寸口脉细，肺之正气虚矣；浮取之，弦中带涩结之象，病之根蒂深矣。犹幸两关尺沉取冲和，真阴尚未受伤，但欲化此弦中带结之脉，则非一朝一夕所能奏功。经曰：肺痹者，烦满喘而呕。又曰：咳嗽上气，厥在胸中，过在手阳明、太阴。厥在胸中，即气聚于上而不下也。可知此症本属肺痹，由风寒入肺，鼓聚痰涎，蔽塞正气，久而气与之合，痰为之翼，少遇风寒，辄里应外合，齐起为害，此父台之所以受困日深也。前用降气利痰之剂，辄觉胸膈宽快者，剪厥党羽，其势不得不戢，然根本未拔，少遇风寒，便岌岌有欲炽之势。为今之计，利气豁痰，尤当长养胸中阳气。夫寒为阴邪，痹为阴病，弦滞涩结，亦阴脉，阴而养之以阳，何痼疾之不可愈乎？故借取《金匮》立方：半夏、橘红以开痰也；枳实、郁金、苏子、旋覆以降气也；白芍养阴和营，防利气之药或过而伤真阴；白蔻温胃散寒，防开降之品或峻而伤脾阳；惟用薤白、桂枝二味为主治，借彼纯阳之性，温养胸中阳气，以退肺家之痹，较之古方，未免迂折，然以子民治父母之疾，慎重周详，惟恐不至，敢以偏师取胜乎？

昨面禀未及尽谈，故附此再渎，并祈商之众高明，以为异日用药加减之一助。明府见字，遂依方服至二十余剂，病痊愈。

议金明府如夫人病并治验

予治金明府之病既获效，明府曰：小妾有经脉之病，遍用活血理气，及养血之药，皆不效，并请一诊。

予曰：闭乎？

曰：仅而未闭，但甚少且滞。

予曰：若然，必甚瘦损。

曰：不瘦，犹大胖也。

予甚疑，乃入诊。见腕肉充盛，而脉则浑如无有，推寻良久，依稀可辨，乃缓脉也。

予曰：此为湿症，非经病也。向曾有人言及否？

公曰：从未。君何以辨之？

予曰：辨之以脉，然必有外症。亦曾有饮多便少、腿足肿胀、身体沉重及呕吐痰水等症乎？

公曰：湿痰是常吐，日饮甚多，小便甚少，然常作渴，苦口干，不闻湿也。大便亦干燥难出，不独小便短也，医皆谓火气熏灼所致。至腿足向来不闻肿胀，身体则沉重，转侧不能，发亦不能自理，渠自疑为胖所累，吾亦谓然，岂此为湿病乎？果系湿病，亦尚可愈乎？

予曰：何不可愈？然非数月不能也，亦必须大药。缘此病

卷

二

63

中之已久，内脏腑，外皮肤，上下顶踵，无非湿气盘踞，岂寻常小剂所能窥犯。

公惊曰：大药云何？予曰：药多煎多，每剂分三服，服必一碗，日尽一剂。

公笑曰：此渠所能。乃出家人，进方纸。公叱曰：持去！易大纸来。

予曰：大纸何为？

公曰：君言用大药。

予笑曰：大药不须大纸也。

噫！公凡事聪察，而于此道冒昧若此，向来朝凉暮热，任医颠倒，何所不至哉？予将立方，转念此症非公所解，若不辨明，疑团必不能释，用药亦将不顺。乃为书案曰：此病六脉沉缓，缓为湿脉，医之所知，而向来不作湿治者，一误于经少而行滞，再误于口干而作渴、大便燥涩；而又问症不详，研理不精，不思饮多便少，水从何消？肢体重滞，病自何来？此治之所以日谬，而病之所以日深也。夫平人之常，饮多便亦多，饮少便亦少，其中虽有阴脏、阳脏，消水、不消水之殊，而出入多寡之数，必不至甚相悬绝。以水入于胃，精气输肺家，浊者转膀胱，不容留，亦必不能留也。若饮多便少，腹中必有停留矣，试问此停留之水，终归何所？此不偏结于一处，为痰饮，为悬饮，必将入渗于经络，为溢饮，为支饮。

夫痰饮、悬饮，犹属聚而不散，溢饮、支饮，则将散而不聚，其势无所不达矣，此湿病所由成也。湿病成，则经血因之而病矣。所以然者，妇女之经，皆有余之血也。湿气充乎周身，气血皆从湿化，其余之血，能有几何？痰涎锢蔽，经隧阻碍，其下行安得不滞？此时不从湿立治，而日用活血补血之药，血药润腻，适以增湿，湿日增而血日少，其行亦日滞，调经之卒于无功，而反以重病者，此也。由是湿病日重，湿症亦愈多矣。

呕水、吐痰，湿也；口干作渴，亦湿之为；溏泄不尽，湿也；大便燥涩，亦湿之为，何也？上焦之津液，由胃而上行者也。下焦之津液，由胃而下注者也。水气由胃渗入经络，日渗日顺，则胃中之津液亦皆随之而渗入，上无以润胸喉，口安得不干？渴安得不作？下无以润大、小肠，粪安得不燥？便安得不涩？故此二症者，形同干燥，因出于湿，阴极似阳，理之固然。医不察此，以为火热熏灼之所致，其亦不达于理矣。且独不思肢体重滞之何以致此乎？

今天下肥人不少，富贵或偏于安逸，贫贱不废其勤劳，若尽身不能转，腰股重坠而难运，发不能理，臂腕强直而难屈，则富贵几无生趣，贫贱全无生理矣，有是说乎？故肢体之重滞，非胖之累也，正湿之害也。盖自痰液充塞，肌肉偾张，气运不灵，血流不畅，膜胀阻碍，以至此极。是明明一身之内，不容气血之运用，全被湿气所把持，腿足虽不肿胀，而湿邪久已注满，较之肿胀之外现者，同一累也。非湿盛之极，何以至此？以故为今之计，但当以全力祛湿，更不以余药调经，湿不除，经固不可调。湿果除，经亦不待调也。

盖此症若是经病，六年之内，久已发热，久已瘦损，今日不知何如矣。惟病在湿，而不在经，是以湿气外溢，而甚似乎胖，经行内阻，而不至于绝。但使湿邪尽去，脉道无梗，气流血畅，有何不调？经调，而其余诸症，无不克期就痊也。病有治本而末自痊，此之谓也。

案出，公阅良久，曰：君谈理明晰，有源有委，予虽不解此事，阅之亦觉爽然。急请方。乃书：用生白术四两，制半夏二两，枳实、橘皮、萆薢、泽泻各两半，服一剂。

次日，公曰：病大愈矣。

予曰：何以见之？

曰：向者转身以人，登阶以人，梳发以人，今皆自能之，非愈乎？

予曰：此不为愈。俟小便大利，溺倍于饮，斯为愈耳。

逾十日，复招予往，则病退十之七八，脉大利矣。子惊曰：何愈之速？向期数月，今毋庸矣。问之，盖不惟小便利，大便亦利，下痰甚多，干渴诸症俱退矣。乃半减前药，加茯苓、芡实一二味，服十余剂，湿气遂竭，经行亦顺。

议王协中病并治验及后致变之由

王贡生协中，体素肥，饮啖俱健。乙丑病肿，延予往视，时治疗已月余矣。病甚剧，足不能履，腿不能步，身不能俯，臂不能曲，皆肿致也。兼之膜胀喘促，两目俱赤。诊其脉，洪缓而近数，盖湿盛挟热之症。检视前方，或治湿而助热，或治热而增湿，或理气以消胀，或竟养阴以清热。时予将有曲阜之行，忧其误治，而又不便明言。

乃议曰：此症因湿作肿，人人皆知，湿中挟热，亦人人所知。然病以人殊，药随症变，其中治法，亦有数戒，犯之则病益增重，决无生理矣。

盖凡诸湿肿胀，多起脾胃之虚弱。而此病之起，偏于脾弱而胃强，惟胃气强旺，酒肉过进，积而生湿，脾始受伤，而健运之职弱也。脾弱不运，胃强独纳，由是饮食尽化痰涎，上填胸膈，肺金之治节不行；下壅膀胱，州都之气化不利，此湿痹热郁，肿胀之所由起也。

设使治此症者，治湿而不知清热，则必恣用燥药，夫燥药性阳，祛湿而亦能生热者也。热而益之以热，痰涎之流动者，势将日燥日结，渐成不解之患矣，此其不可一也。又或治此症者，清热而不急于去湿，则必恣用凉药。夫凉药性阴，清热而实能助湿。湿得湿助，痰涎之充盛者，势将聚而更瘀，瘀而上泛，为吐为呕，在所不免，此其不可二也。又或湿热不攘，先图消胀，以缓目前之急，则必从事理气。夫痰涎阻隔，气道方梗，纵使理之而气行，则未知其所行之气，遂能斩关夺隘、直辟蚕丛乎，抑犹有格而不通者乎？若果格而不通，则攻冲扰乱，反以助其膜也，此其不可三也。又或湿热不尽，预谋培根以为后日之图，则必兼事乎养阴。夫痰涎充斥，阴邪方盛，纵使养之而阴生，未知所生者，肾中无形之真气乎，抑肠胃中有形之浊痰乎？使其生者，为浊痰，则旁流漫溢，愈以增其肿矣，此其不可四也。

具其四戒，此病胡可易言？依愚所见，总以利小便为正治，其次莫如汗。经云：开鬼门，洁净腑。此不易之良规也。特喘促方甚，汗恐有害，而此时之小便，又万万不能遽利，以痰涎锢蔽，气化难通故也。夫病之起也，因痰而后聚水，痰水聚而肿胀以成，则病之去也，逐水必先利痰，痰水去而肿胀自消，何事他求？

卷
二

案出，时有老医在坐，曰：痰水何以能去？去之得勿犯戒乎？

予曰：前言四戒，惟养阴一法，适与病反，断乎不可。其余三戒，酌轻重而兼用之，全不为害。盖专用之则有弊，兼用之则无弊故也。前言为防偏执，不得不然，若因噎废食，岂通人之见哉？乃订方：主以白术、茯苓；臣以半夏、橘、枳；佐以芩、连，恐燥热之上犯；使以萆薢，引浊湿以下达；而又用泽泻、猪苓为向导，重逾十两，日尽一剂。

老医又曰：萆薢性过热。

予不答。于方外开大黄一两，而谓其子文学曰：尊公湿热虽盛，痰多水少，水可由小便导去，痰不能也。此方间四、五剂，必用大黄一次，从大便泻下其痰，痰下，小便愈利，病乃可为矣。

予遂赴曲阜，逾两月返，王公肿已全消，饮食健进。惟自膝下消未尽耳，盖前方已尽五十余剂矣。予乃为更定一方，服之，病良已。日行场圃，能去杖矣。以前病时祷神，许演戏酹敬，亲友毕贺，三日之内，不胜勤劳，腿足复肿。而予又赴曲，乃专心候予，月余，病复如前。

比予至诊之，脉已散漫无神，不可为矣。乃郎谆恳再治，予曰：病虽剧，胃气尚健，能传药力，周流上下，是以渐次就痊。及病退之后，胃气已弱，培补未施，困以油腻，旧病复作，耗损弥甚，今虽再用前药，亦不效矣。书方与之，遂辞归。后十余日，竟以此病殁。

叙杨某肺痿病并误治之失

杨某，年二十余，病越十月，日渐羸瘦，就予求诊。音哑不能出声。

问其症？

曰：发热，咳嗽。

问寝食何如？

曰：食不能多，寝不能寐，但咳嗽痰多，兼苦气壅，喘息不利。

问嗽自何时？几时失音？

曰：去岁七月，骤然大嗽，塾师知医，用参、术、桂、附等药数剂，愈热愈嗽，遂失音。先生以为不治，改延他医，用地黄汤，然终觉药热。大约五六补后，必须一剂清凉，始得差安。

予始接其形声，心亦以为怯症，既又讶其失音之早。诊其脉，始知为误治所致。

议曰：此肺痿症也。经曰：肺热叶焦，则为肺痿。《金匮》云：热在上焦，因咳而为肺痿。其论症也，曰：风舍于肺，其人则咳，口干喘满，咽燥不渴，时唾浊沫，时时振寒。其论脉也，寸口脉浮而数。又曰：脉数虚者，为肺痿。今右寸虚大而数，正是此症。右关沉结而滑，浊痰停积胃中也。右尺虽数而平静，可知不是相火炽盛。左三部虽数，而沉取不空不涩，且不细，可知不是阴虚。惟作阴虚治，斯病加重也。何也？肺者相傅之官，治节出焉。胃为仓廪之司，脏腑资气，此因胃中痰积，不得以健运之力，全用之于熟腐之地，故谷入日少，金燥失润，相傅受病，又不能为胃行其精微，以达于五官百骸，故日益瘦损，骨节酸软无力也。

夫洒淅恶寒，肺症外现也；音哑无声，脾病内症也；过午发热，阳明用事之时也；饮食减少，仓廪邪踞之征也。此时不从肺胃用药，而日以补阴为事，阴不虚，固不必补，阴果虚，犹不及补也。何为乎不及？夫补阴之品，必主下焦，然必中焦为之传送，上焦为之输灌，然后药之气味，得传达于下焦根蒂之地。今胃中痰踞，传化不灵，肺中气闭，散布难周，强用滋补，徒为痰树党耳。因补以滋痰，因痰以滞气，气滞则胸中之清阳不宣，势将郁而益热，热日增，嗽将日甚，渐至骨立不起，乃成真弱症矣，补可及乎哉？

盖此症若是阴虚，亦必先病而后热，热甚而后嗽，嗽久而后瘦，瘦极热极，嗽亦日极，乃渐至于失音，失音而不起矣。令闻此症，骤嗽数日，便尔失音，正由嗽本热嗽，又用热药，金受火灼，痰复上乘，安能复响？此时急用凉肺清金之品，犹可渐愈。而矫其失者，过用地黄滞腻之物，此所以痰日多，而病卒不愈。知其所以失，则知其所以得，谅高明何待悉言？

孙姓小儿积水治验并诸积治法

孙姓儿病积聚，抬来求诊，年十四矣。行不能，立不能，坐亦不能，席于地而仰卧，自腰以上，厚垫衣被，而渐加高，盖平则不息也。面色黄瘦，腹大而坚，心腹两胁，一片板硬，惟小腹之左下少软。从软处按之，病边锋棱，了了可辨。诊其脉，弦而劲。

问病起几时？

曰：近三月矣，日渐加大。

予曰：三月未久，何得结滞如此之甚？此水气病也。《金匮》云：心下坚大如盘，边如旋盘，水饮所作。正是此病。特此症连胸带胁迄小腹，不止如盘耳。仲景主以枳实白术汤，予尝用之以治水病，竟无验，非方不佳，乃药力不如古耳。且此症六脉弦劲，水以寒结，当由暴渴饮冷所致，非温开不可。乃重用枳、术、姜、附，加大黄、厚朴、槟榔、泽泻以利之。服一剂，大小便俱利，脐下消去三四指，能坐矣。再一剂，又去三四指，饮食大进，遂能行立，复来诊。予曰：药已验，不必更方，间日一服，再四五剂，即可全消。俟病尽之后，倘或过弱，再来定方可也。其后十余日不至，问其邻，则归去之后，已施之寺中，但祈佛佑，不借药力矣。

嗟乎！使佛能佑人，谁不可佑？必僧而后佑，是私其党也，岂释迦之教哉！然予比年阅历，见贫人服药，往往不能多服，虽应手奏效，亦多废于半途，非难于饮，难于赀也。

予因思得一法，凡遇贫人病，非多药不愈者，并数剂为一剂，而令其分服，于贫家儿之病积滞者，尤用此法，每方必合一料，每料必足数十日之用，其中攻补轻重不一格，然必加峻药一二味，令每服得泻少许。所以然者，贫人既已市药，即不肯不服，然不泻则谓不效。每见贫人言病，曾服某先生药，不见宣，某先生药见宣。问见宣何如？曰：泻下几次。彼不问病之当下与否，而总以泻为效，且不曰效，而曰宣。习俗纰缪，往往如此。然诸病积小儿，借此法以全活者，亦不少矣。

卷 二

71

或问积与癖有别乎？

曰：《内经》言积不言癖，犹之言饮不言痰。盖饮是痰，积即是癖，痰特饮之稠者，癖则积之深者耳。《难经》言积有息贲、伏梁、痞气、肥气、奔豚之殊，分属于五脏。《内经》言积有孙络、经输、伏冲、脊筋、肠胃、膜原、缓筋之异，详指其浅深。夫积在脊筋，已居肠胃之后，深莫深于此矣，而亦未尝变积言癖，可知癖特积之别名，无容歧而为二也。世俗动言积可治，癖不可治，讵知癖亦积也，特浅者可治，深者难治；浅而形气壮者易治，深而形气弱者倍难治耳。

吾乡老医又有亲见儿死而剖出癖者，云其根出于两肾之间，纤细如指，盘屈而上，处处丝络，连辍甚固，接脾环胃，渐大而阔，至梢扁长，大于手，胃为所蚀，殆如纸薄，提而视之，长可二尺许，千百红丝，皆盘根于脏腑，因为予言，癖形如此，岂复药力所能攻？不知此正脊筋之积，谓之皆出于脊则可，谓皆如此儿之积，接脾环胃，蚕蚀胃腑则不可。以小儿之死于积者不少，其因积而病，因治而愈，亦不少也。若尽如此儿，岂复有可生之理哉？

然《内经》言积，虽分浅深七八处，而以予所见，诸小儿之积，大半多在胁下，且右胁少，而左胁多。大抵胁本肝部，肝位于左，在表之风寒，与肝木之风，同气相求，感而易入故也。夫外邪入里，里气不相拒而相合，则永无自散之期，于是气为之滞，血为之凝，周身中之津液为之吸聚，肠胃外之汁沫因而迫结。故其始起也，发热恶寒，积犹不见，久而见于胁下，久而横侵腹中，又久而满腹而过脐。至满腹过脐之时，饮食日减，肌肉日削，曩之发热者，至此愈热；曩之恶寒者，至此或愈恶，或不恶，或反喜寒矣。以里热甚，则借外寒以自解，而其积遂已成，而不可治。故有此症者，必当图之以早。

或曰：积皆起于风寒乎？治此症者，从不闻用表散何也？

予曰：《内经》明载数因，曰虚邪中人，始于皮肤则皮肤痛，传于络则痛在肌肉，传于经则洒淅喜惊，传于输则六经不通，四肢肢节痛，腰脊乃强，传于伏冲之脉，则体重身痛，传于肠胃则贲响腹胀，寒则肠鸣飧泄，热则便溏出糜，由是而传于肠胃之外，膜原之间，或着孙络，或着络脉，或着经脉，或着输脉，或着伏冲之脉，或着于膂筋，或着于肠胃之膜原，上连于缓筋，此邪之自外入内，从上而下者也。

又曰：足悗胫寒，血脉凝涩。寒气上入肠胃则䐜膜，膜胀则肠外之汁沫迫聚不得散，日以成积，所谓积之始生，得寒乃生，厥乃成积者也。

又曰：卒然多饮食，则肠满；起居不节，用力过度，则络脉伤，阳络伤则衄血，阴络伤则后血。肠胃之络伤，则血溢于肠外，肠外有寒，汁沫与血相搏，则并合凝聚不得散，而积成矣。

又曰：卒然外中于寒，若内伤于忧怒，则气上逆，气上逆，则六输不通，温气不行，凝血蕴裹，结而不散，津液渗涩，着而不去，而积皆成矣。

凡此数条，盖风雨伤上，清湿伤下，饮食伤腑，喜怒伤脏，皆致积之由，岂得专责之风寒？然即风寒入里，结而成积，亦非表散所能尽，何也？有气血痰涎为之锢蔽，有津液脂膏为之凝合也。夫中风伤寒，皆外感之暴症也，在表则以汗散，在里则以下解，暴病且然，何况于积？虽然，其中亦有可以表散者，此不问其病之久近，而视积之浅深，亦必兼有表脉，且有疼痛移动，忽轻忽重之时，则一表散，而病可尽，间或不尽，亦甚易为。予尝数遇此症，皆以表散奏功，顾此特千百之一二，岂可胶柱鼓瑟，执此以治众小儿之积哉？且风寒虚邪也，入之气血、痰涎、津液、脂膏之内，则为实邪，更从阳气转化，则为热邪，实而且热，非清凉攻下不可。故体壮能食者，虽重可治，谓其堪任攻下也；体弱不能食，虽轻难治，谓其不任攻下也。本属攻下之症，表散岂可轻投？

曰：是则然矣。然在孙络、经输、伏冲、缓筋等处，何以别之？治之以何为主？

予曰：以经考之，孙络之为脉也，浮而缓，不能勾积而止之，故常往来上下，移行肠胃，以致水气渗灌，濯濯有音，寒则䐜胀雷引，此孙络之积也。其著于阳明之经，则挟脐而居，饱则大，饥则小。其著于缓筋也，似阳明之积，饱则痛，饥则安。其著于肠胃之膜原也，外连缓筋，饱则安，饥则痛。其著于伏冲之脉者，按之应手而动，发则热气下于两股。其著于膂筋在肠后者，饥则见，饱则不见，按之不得。其著于经输之脉者，闭塞不通，津液不下，孔窍干涩。此其擘分指画，未尝不详。而以予所见，则多连胁布腹，绕少阳，入阳明，横带膜原，接连缓筋，甚则下脐，抵伏冲，何由得截然划然，约归一部，而不相侵越乎？

故治此之法，攻为主，清次之，然攻积清热之药，未有不伤脾胃者，于是不得已佐之以补，至补多攻少，则病难为矣。间有积成块现，充胁满腹，而身不热，脉不数，䐜痛呕吐，小便短少者，则停饮蓄水之症，非真积也，攻其水而病自愈，清

法又在不用矣。此皆古人之成规，非予一己之成见也。客首肯
称善。

议刘姓小儿泻痢并治验

刘姓儿病痢，近三月矣。其父抱以就诊，半途而返，以气
息微甚，恐其遂绝也。次早，复抱以来，视之，形色枯瘦，神
气俱脱，闭目合口，若无气者。

诊其脉，沉细涩结，问何不早治？

曰：治屡矣，总未得痊。三五日来，皆云不治，是以未尝
服药。

时有老医在坐，予丈人行也，因问此症当如何？

老医曰：形气两脱，法在不治，吾两日前已见此症，以曩
未经手，不肯代人任过，是以未即立方。

予曰：病已至此，不治亦死，无过可任也。刘姓亦力恳。

老医曰：无已，可用参苓白术散，虽死无咎。

予沉吟曰：服此仍无益也，但医家可免人言，病家不至追
悔耳。若欲求生，非推泻不可。

老医曰：君何以辨之？

予曰：辨之以脉。

老医曰：吾未见脉，徒以形气断之，知是死症。君有确
见，何不立方？

时刘姓年四十余，止此子，闻之，遂力请方。

予曰：服之亦难保不死，得勿悔乎？其人矢言不悔。遂书
枳、术、归、芍，加大黄、橘皮、厚朴、郁李仁，与之。

卷

二

过午，刘姓复来，曰：服药后，泻下二次，黑块累累，黏硬坚结，目能开，手能动，身能转，语能声矣，此皆数日所未有也。后治当何如？

予曰：脉来涩结，滞恐不尽，更市新药，又恐正气不支，可煎渣服之，明日再来议方可也。次日，刘姓至，则服渣之后，又下二次，遂能坐起，啜粥一二杯矣。且言二次之后，痢不复下，一夜安眠，似无病者。此后当用何药？

予曰：药亦不必用矣，三四岁小儿，积滞能有几何？岂有泻逾两月，滞犹不尽者？其所以不尽之故，非肠胃一处之偏结，则补涩失之太早；非强啖难化之物，则攻下失之太直。吾见其形亏气败，亦几不敢言泻，惟脉来沉细之中，半涩半结，隐隐尚觉有力，是以遂用大黄，然非借东垣枳术法，则亦恐随直下之溜，难犯偏安之垒矣。今幸余滞已下，谅亦别无遗留，俟其缓缓饮食，神气自复，无以多药为也。

曰：肠胃何以偏结？攻下太直，何以为失？

予曰：予尝觇之物也。胃体中大而有弯，其结好在弯之一侧，肠形盘曲而有回，其积每在回之一偏，若停滞少坚，便不易动，再经热气熏蒸，则干而燥矣。以干燥之物，得隐僻之地，粘连既久，遂成土著，非药力从容灌溉，滋润透彻，必不能解散使下。故直行之药，止能从旁攻开一路，以后遂成熟经，任有推泻，止从旁溜，而积之偏结者，依然有地以自藏。古人于攻下之中，往往和甘草之平缓，正为此也。吾昨日虽用大黄，而有白术之横力，行必不直；郁李仁之凉润，性且旁渗；更复和以归、芍；宣以枳、橘，较之直行直下之泻，则有间矣。则所以能搜刮余滞，推使之尽去也，若直行，于此病何涉乎？

曰：前者愈泻愈弱，乃至目不能开，自服此药，大泻数次，精神反顿长，何也？

予曰：人身天真之气，皆出于胃口，《内经》所谓谷精是也，五脏六腑，四肢百骸，皆禀此为生化之机，然必能升能降，能转能运，而后从容而达于一身。若停积在中，则气为所闭，而升降转运俱滞矣。夫气本乎阳，以不息为机者也，能升不能降，则上为喘促；能降不能升，则下为泄泻；升降俱不能，则郁而为膜胀，闭而为疼痛。此症升降俱艰，而所以泻者，其本病也，所以不膜胀、不疼痛者，中气微甚，无余力以资鼓荡也。

夫腹中尽尺许之地，尚不能强自鼓荡，而望其达于官骸，迄于四末，真无从矣。此所以目闭口合、手足俱不能移动也。经曰：出入废，则神机化灭；升降息，则气立孤危。病至此，九死一生。而究之真气实未尽息于内，特为停积所闭耳。一线之真气，引之犹恐不行，阻之岂复能运？吾为决去其闭塞，则其气自徐徐外达，而官骸肢体，复有所借以为运动之资，故前之泻而日益弱者，其滞未开，其气愈闭而愈微；后之泻而顿苏者，其积已去，其气渐运而渐通也。岂可以泻之相同，而一例论哉？

刘姓感谢，遂不药而愈。

议疟症并及黄氏老姬久疟治验

疟之一症，莫详于《内经》疟论、刺疟两篇，病因病情，纤悉俱备。虽其中但详刺法，未及药饵，而分经用药之义，已见于刺法之中。予尝读而思之，其病与伤寒一类，其治亦与伤寒同法也。夫伤寒者，风寒外感之症，疟亦风、寒、暑三气合邪，同一外感症也。伤寒浅、深分六经，疟亦分十二经，同一表里阴阳也。伤寒分汗、吐、下三法，而有温清之不同；疟亦分汗、吐、下，而偏寒则温，偏热则清，同一活法之在人也。伤寒有挟水、挟食、挟虚之殊，而疟亦有停痰、停食、虚实之异，同一内症之不齐也。故知伤寒则知疟，知所以治伤寒，则知所以治疟矣。

或曰：伤寒者，伤冬月之寒，六气中之一气耳。考之疟论，则曰得之夏伤于暑，热气藏于皮肤之间，因得秋气汗出当风，及得之于浴。又曰：大暑汗出，因遇夏气凄沧之水寒，藏于腠理皮肤之中，秋伤于风，则病成矣。是疟者，风、寒、暑、湿四气杂合之病也。夫一气为病，犹能伤人，合四气而为一病，其阴阳错杂百倍于一气之害，又何待言？乃其病人反不如伤寒之厉，而人之畏疟，皆不如其畏伤寒之甚，何也？

予曰：冬月之寒，杀厉之气也，霜厚冰坚，天地之严威于斯为甚，故中之者为病亦烈。疟病虽经列四因，其实湿以寒中，仍亦寒也，则风、寒、暑三气而已。以风与暑对言之，溽暑蒸热，清风戒寒，寒即在风之中，无可歧也。以暑与寒对言之，暑汗当风，清秋遇寒，风即在暑中，恒相兼也。约而言之，四因合为三气，三气仍只二气矣。

夫二气之中，寒为阴而近杀，而夏日凄沧之水寒，与新秋清凉之微寒，较之冬月之严寒何如哉？故疟之病人，不如伤寒之厉。虽然其热熇熇，其寒凛凛，当其寒，汤火不能温；及其热，冰水不能解，其为病亦非轻矣，而不似伤寒之毙人多者。伤寒无间止，而疟有间止也。伤寒遍传六经，或阴阳合病，疟虽区分十二经，而其根本不离乎少阳之界，此所以轻于伤寒也。

夫其不离乎少阳者何也？邪之感于人也重，故其发于病也必暴而速。疟之始基，因暑受热不病，复感风寒而后发；或因暑受寒不病，复感风热而后发，此其始受之邪本轻，入于皮肤，伏于腠理，半表半里之地，已属植根托足之区，至后邪重感，前邪已安于其所，反碍后邪深入之路矣。且始受者为阳邪，得后来之阴邪而不与助其热；始受者为阴邪，得后来之阳邪而不与助其寒，不过触动其气，同时并起，更相进退，寒热互争已耳。其变现于十二经者，偶因某经之虚而邪得轶入，或本有某经之病，而牵以俱起，其实寒往热来，止是少阳开阖之机，故治法虽分浅深，又总不离乎少阳之一经也。

《金匮》曰：疟脉自弦。弦数者多热，弦迟者多寒。弦小紧者下之差，弦迟者可温之，弦紧者可发汗针灸也，浮大者可吐之，弦数者风发也，以饮食消息止之。此即以伤寒之法，移之治疟，诚不拘拘于少阳，而何尝忘乎弦脉之属少阳哉？

或曰：病有久暂，势有转移，疟之始起，不离少阳，其有绵延数月或半载一年者，亦皆不离于少阳乎？

予曰：其变生他病，则不可知，若仍是疟疾，则予曾治二三十年之疟亦从少阳立治，兼及他经，况半载一年乎？

曰：每见患疟者，少久即不能支，三十余年何以不死？而待君之治为？

予曰：诚然。然其人果如他人之疟，则久有愈之者矣，唯其有异于人，而又可以不死，故三十余年之后，待予而后愈。请为君道其详。

癸丑之岁，予礼闱不第，附粮艘而南，其时疫疾炽盛，岸上舟中病者大半。有黄姓者，男、妇、子、女病者六，予皆愈之，再病再与调治。唯老妪未病，见既熟，请予治其旧症。

问病自几时？为病若何？

曰：三十五、六年矣。心中一块，横贯两胁，每月辄犯一次，犯时心中作痛，内外大寒，战栗欲死，半日复热，热则饮，饮则呕，呕则愈痛，痛热并甚，亦近于死，又半日，始渐轻，将养一二日，乃得复旧，迩年来渐犯渐勤，近且十余日一犯，而其势更重于前，不可复支矣。

问何不早治？

曰：遍历南北，更医无数，块卒不减，故未得痊。

予诊之，六脉弦劲，不浮不沉，正在中部。曰：此疟也，偏于寒多。腹中之块，即是疟母。

问曾有从疟治者乎？

曰：无。亦安得疟症如此之久，且间多日而发？

予曰：此在《内经》，人自不察耳。

夫疟之发也，邪气与卫气相值乃作。其日发者，邪气浅，日与卫气相值也；其间日者，邪气少深，不能与卫气日相值也；其有间数日者，则邪气深抵于脏腑，横连膜原，恒与卫气相失也。夫既可以间一日、间数日，独不可以间数十日乎？且此症六脉弦劲，虽发自少阳，而不浮不沉，正现于脾胃之分。夫邪气弥漫，侵阳明、犯太阴，直贯脾胃，攻冲扰乱，作呕作痛，职此之由。而不从疟症立治，致令结而为积，凝而成块，津液痰涎，尽为吸聚，则其根深蒂固，永无自解散之期矣，此所以历数十年之久也。向来不从疟治，必用攻积之药，其块亦宜见消，止缘遗却少阳一经，披枝带叶，根本依然未动，是以病卒未退。

吾为姬更用攻疟之剂，且汗且下，势必见效，但恐病势已久，滋蔓难图，仓卒未能见愈耳。黄姬疑似未信。予曰：无疑也，止痛、呕、寒、热四症，足以定此病矣。以为此症之宜有痛呕也，何以平时不痛不呕，直至一犯而痛呕交作？岂其月必有感而为因皆同？以为此症必有寒热也，何以平时不热不寒，直至一犯而寒热相接，而又过时辄解？而其候不爽，且痛与呕，疟中之现症，犹非凡疟皆然，至于寒热相乘，先寒后热，或先热后寒，此疟之所以为疟也。自非疟症，寒热皆犹可奈，决不至寒则寒极，热则热极。姬不见他妇女之病癥瘕者乎？其中亦有寒，谁似姬者？黄姬颇以为然。又以其时同帮之病予治辄效，亦遂乐服予药。予即仿佛大柴胡，加鳖甲、青皮、官桂、附子，书方与之。

逾数日，黄姬复见，曰：遵方服之过四剂，病势大痊。

予曰：块减乎？

曰：块减不多。然昨日复犯，微痛不呕，寒热轻其大半，为时亦无多也。

予为诊定前方，令复服，又四剂，块遂尽消。恐其有遗，复服二剂。其后数十日不复犯。黄姬乃知向来之误，而信予言之不谬也。

或曰：信如此，何不志之，使人知疟之久有如此者。

予曰：此症无大关系，又无疑难费解之处，可以不志。徒

卷

二

81

以其久也，姑志之，以为医家见闻之一助。

为表弟杨静存及弟辉照详议
王皋立病并参酌治法

皋立王姊丈，自去腊出门得病，发热、咳嗽，自是风寒外感。其所以久而不愈，一曰迁延失治，二曰内有积病，三曰忧思过甚，其四则吾辈治之未必尽合法度，而中款窍，此亦不可不思也。

何也？

风寒之感，至于发热咳嗽，外则足太阳一经，内则手太阳一脏，同时俱病，非表里双解不能愈。彼时适值腊尽春初，未及延医，而邪之在内者，日益蔓延，在外者渐且内逼，久而外感之风寒，与身中之正气，混为一处则感也，而近于痹矣。此痞闷、烦热等症之所以作也，是迁延之失也。然自用药调治，人人皆识为风寒，亦既屡经解散矣。而绵延至今者，新病牵连旧病，新病退而旧病未痊也。

《金匮》曰：夫病痼疾，加以卒病，当先治其卒病，后乃治其痼疾。夫痼疾何以言治？可知卒病一起，痼病未有不发者。皋翁有痼疾在心下，腹中累累成块，接胁连脐，尽属正虚邪盛之区，风寒入里，未有不乘虚而凑于此者，此时治新邪，则牵动其旧邪，新邪之根未久，去之犹易，旧邪盘踞已深，拔之实难。以故热屡平而复发，嗽屡痊而又起，吐痰唾血屡止而更见。若系新伤，岂能堪此？此正旧邪之上泛也。

一处动则一处开，所以既吐之后，胸膈反觉清爽也。然以渐而吐，则非一日所能告罄矣，此内积之害也。夫内积渐开，最属病家美事。每见小儿积聚及妇女癥瘕，往往因伤寒时疫，暴热蒸灼，随汗下而解散者，皋翁正在此例。且病经半载，肌肉不减，饮食无碍，何妨安之如常？而皋公心地窄狭，念上顾下，时存隐忧。

予每见其平日无病时，偶逢一事不顺，辄垂首咨嗟，眉如山压，笑比河清，双搓两手，无片刻安。今病已积久，户庭不出，死生存亡之见，岂能一息去诸怀乎？积虑伤脾，积忧伤心，病之出于身者，虽见减，病之结于心者，恐但见增矣，此忧思之累也。至于治此病者，皆吾至亲，兄弟三、四人，有事则去，获间辄来，原无彼此之殊。然时疫病变，难拘一格，其中寒热温补亦有不容不商者。前日辉照欲用大黄，予迟疑不决，其后卒用，且屡用，且与芒硝同用，而病人未尝不支，则予之见浅也。今外邪量已无余，内积亦见开尽，所未动者，当脐之久病耳。此已自具窠囊，决不轻自泛动，在病人亦不敢言去，在治者又谁肯妄攻？揣情度理，此时用药，止宜清养调和之品，寒凉非所宜也。盖皋翁平日之脉，虽不足四至，谅亦在三至以外，以目下言之，病脉也，亦才四至耳，较之平时则少赢，较之四五月病盛之时，则退已多矣。夫天下未有脉退而病不退者，亦未有脉来四至，而发热不止者，其所以发热之故，必由于阴不和阳，其所以阴不和阳之故，必由于寒凉少过。何也？寒凉之药，其性主于肃清，其用归于凝闭，入之脏腑之中，无本之邪热，得借清肃以自解，天真之正气，亦每因凝闭而不宣，然而阴气可闭，而阳气卒不可闭也。

　　夫阳者本乎天而主动，阴者本乎地而主静，静者可闭，动者岂能常闭乎？唯阴气凝然内伏，阳气充而外散，于是遂行周流之处，有熏炙而无濡润，是以口鼻气热，皮肤作蒸，上有痰嗽之迫，下有亢阳之征也。且夫伤于寒而必作热者，谓寒闭而阳气郁也。伤于外寒，阳既郁而为热，伤于内寒，而谓阳必不郁而不热，有是理乎？及其犹能作热，寒凉犹未甚过，若今日芩、连，明日翘、连，至全无热意，则周身皆固阴沍寒之境，恐有不可言者矣。

　　治有款窍，药有法度，所以必待商酌者，正恐此事之未尽合也。虽然，予为此说，将谓皋翁之病，遂可以温补济乎？非也。其始病也以外邪，其久病也以内积，胡可言补？惟是人非有余之人，脉非有余之脉，必病者先自去其啾唧之心，治者亦尽化共偏执之见，温补固不轻投，寒凉亦勿姿意，庶几与时消息，可以无误。则谓予之说为姑备一解可也，为意外多虑亦可也。夫存彼此之见，专己而自用其智，与有言而不以告人，岂吾侪之用心哉？

议王牖民病并治验

　　王太学牖民，性嗜饮。癸丑之冬，孙殇，饮愈甚，往往竟日不食。月余，遂病泻，发热尤甚。延医诊视，许以可治，服药七剂，病愈加，昼夜无度，医乃辞去，谆请，不复治。子弟仓皇治木。

　　于甲寅之元日，飞舆延予，来者，予甥也。辞不获，遂于次日往。其泻愈极，一昼夜三百余次矣。肛门不闭，时时澼出，色红而气秽，腹中疼热，饮食不进，兼之躁扰，奄奄一息。诊其脉，沉数而短，犹能鼓指。

予曰：此伤寒之协利也。惟作痢治，是以日重。今外邪已入里，表热犹未尽退，邪之入于脏腑者，以脉觇之，犹窜扰不定，隐隐有欲出之势，盖已入与未入之邪，其气犹相通也，若不导使汗解，势必并未入之表邪，尽归而聚于肠胃，数日之间，脏腑溃败矣。及今为之，已失之晚，何曩之不早图也？

索视前方，皆姜、附燥热之品，予乃大骇。隐思痢疾门中，亦无此等治法，何况伤寒协热？以其病死生未定，不便明言，乃重与芩、连、芍药等清其里热，而加柴、葛导邪外散。其夜，利下十余行，疼热大减。

会杨君静存至，予与酌议汗法。静存曰：逆流挽舟，良亦不易，然不如此不能愈此症，宜以重剂连进之。乃加减仓廪散，重用清热解表之药，连进二剂。次日，杨君归去，再用前药，病人已汗出身凉，表邪尽解矣。是日饮食亦进，利下六七次而已。

牖民弟，予姊丈也，喜问予曰：君何以知此症为外感？

予曰：一辨之于脉，一参之以症。仲景脉法，来大去小，名曰覆，为症在表。夫来大去小之脉，若在浮部，即浮脉也。此惟邪已内陷，故脉在沉部，然沉数之中，间见鼓击，即外邪发露之端倪。所以然者，外邪非他，风寒之厉气而已。

夫风寒之厉气，天地之厉气也，陷于人身，必不能与脏腑之真气协同为一，故其行于内也，攻冲扰乱，脏腑为之不宁；其现于脉也，搏击鼓动，脉象为之一变，特其变在几微之际，而其象在隐显之间，若非息气凝神，早已随指混过，古人之不轻言脉，盖为此也。

至如痢之一症，自来无此泻法。夫痢之起也，湿热聚于肠胃，并肠胃之脂膏，结为一处，故其下也，为腹疼、为里急、为后重，古人谓之肠澼，又曰滞下，盖言迟也。下而迟，则一昼夜百余次，已无止息时矣。乃者至三百余次，岂其痢独加重，外邪逼之也。夫人身之脏腑，不容外邪者也，外邪之入里，又不安于脏腑者也。其所以入者，在表失散，不得不乘虚内归，归而入于脏腑空虚之处，其游行鼓荡之性，又将自寻出路，于是此不能容，彼不能安，两相格拒，而已聚之湿热，已结之脂膏，乃拥挤直下，不复遂其黏着迟滞之性也，此所以一昼夜三百余次也。

且凡下痢身热，未有不兼表证者。《伤寒》论云：下利脉数，有微热汗出，今自愈。谓表证已解也。设复紧，为未解。紧脉无汗，故为未解也。今此症之起也，明明有发热、无汗之表证，兼之烦躁、面赤，其感正复不浅，其所以下痢者，湿热久已结成，适当外感之会，正逢其下痢之会也。然感自感，而痢自痢，两邪未合，其热犹不甚重，迨治里而遗表，而又燥药以伤其液，热药以助其焰，由是内热炽而外达，表热吸而内就，翕然归一，而协热之痢乃成。参之脉，辨之症，并非单一痢病，安得不识而为外感乎？

曰：令外邪已解，痢当自止乎？抑犹有需于药力乎？予曰：痢自当止，然非药不可也。盖此症之来也重，因悲伤而纵饮，因纵饮而废食，此则三四十日间，亲族朋友之慰劝者，必不第以酒为事。

夫养生之物，五谷其主也，谷养不充，而五辛六畜偏驳不纯之味，日杂然与酒并进，脾胃乃受其伤矣。脾伤而不能化物，胃伤而强之使容，遂至停而为积，酿而为痢。其中由胃腑而小肠、大肠、广肠，曲折回薄之处，无非含垢纳污之区，保此数日之前，遂已泻尽无余乎？就使已尽，脾胃之正气久亏，岂能遽复？肠中之脂液已变，岂能不下？况中气之下溜方顺，饮食入胃，即不变而为痢，亦未必留以实肠，此时不借药力，而望痢之自止也难矣。特外感已解，痢亦不甚，当不至有伤生之忧耳。

姊夫曰：病不伤生，迟速何害？遂恳坐治。予为往返调理者二十余日，病乃痊愈。又两月，乃壮健复其常云。

议王牖民子妇病并治验

予在王绵民家时，牖民之子妇病，以乃翁之病方剧，未遑理也。牖民病瘥，乃延诊。

问何病？得自几时？症形若何？

曰：因惊闭经，逾数月矣。日渐发热，饮食减少，头晕心跳，腰腿无力。

予乃入诊。见腕肉充盛，而六脉沉弱，无数象。疑曰：此症不应脉弱，此脉不应发热，又形体甚充，不似有如此脉症之人，何也？岂脉为病痼，病有别因乎？乃疏方用活血之药，少加大黄以开之。次日，晕不能起，脉更弱矣。予曰：此先天不足，脉症俱是真弱，不当从形体论，昨日大黄误也。乃用活血之药，加六君子为主治，而参至一两，服四五剂，饮食健进，神气俱爽；七八剂，热止，诸症俱退。至十剂，经血大下，淋漓数日，病全痊矣。

乃伯某翁喜曰：吾素不信医药，据此翁媳二病，乃知草木根皮，真能起死。然此症之用参，何也？

予曰：此症数月之前，因惊闭经，两月之前，复殇一男。经曰：惊则气乱，恐则气下，悲则气消。惊恐与悲哀交侵，而正气日耗，不能载血以行矣，此所以非参不可也。虽然，此亦确有可凭，使其脉少带数象，或微有滞机，猝投参、术，便属孟浪。吾前日见其腕肉充盛，曾疑脉症不真，及用大黄，而弱愈甚，乃知此症之弱，本乎先天，重以后因，固不当与他症同治也。

盖凡内因发热之症，多属阴虚，而此症之发热，其虚不在阴，而在阳，迹其饮食减少，头晕心跳，腰腿无力，何尝不似阴阳两亏？然阴主形，阳主气，从古及今，未有血亏而肌肉不减者。此症形体充盛，则发热之故，断断不可归之阴虚，而又别无偏盛之邪阳，何者？无面赤、口干、膜胀、喘满之症，无浮数、洪大充盛有余之脉也。然则此症之热，不归之阳虚则无属矣。

夫阳虚生外寒，阴虚生内热，阴阳之定理，轩岐之明训也。阳既虚矣，其现症宜皮寒、肢冷、多凉、少温，何得反而为热？不知天地之阴阳互根，人身之气血交资，血既不亏，气未有虚至已甚者，其所以虚者，因恐而乱，因惊而下，因悲而消，更或因思而结，乃至郁于血中，而运行之权不伸。

夫人之一身，血主濡之，气主煦之者也。气郁而不能运，而其阳煦之本性，始骎骎乎蒸腾于肉腠，浮溢于肌表，而发热之症作矣。若使其气沛然充足，何至郁而不宣如此哉？因虚而郁，因郁而热，故此症之热，确乎以阳虚为断，本是而立治法，则所以清热，所以通经者，举不外是矣。盖他症之清热，先养其阴，此症之清热，先宣其阳；他症之通经，先利其气，此症之通经，未助其气。以经之闭，由于气滞，气之滞，本于不足也。然则此症虽有惊恐悲思之众因，而真气不足，得自本来，溯流穷源，止此昆仑一脉。吾借六君子之中和，大补脾胃中宫之阳，而芎、归以和其血，枳、橘以开其滞，参之晕、悸诸症无不合，衡之沉弱之脉恰相符，虽不必清热通经，而所以清热通经者，莫捷于此矣。此所以十剂而获全效也。若拘拘于参、术助热之见，而改用清凉则失之远矣，岂从脉断症、随症立治之理也哉？

是症也，自后遂不药，越月，乃孕。孕后复病，胎病也，家人不察，以为经复闭，延医调治，恣用破块通经之药，卒坠其胎，男也，孕七月矣。胎下而命亦殒。牖民悔恨，以为未逢高手，遂受庸医之害。

嗟乎！胎未三月，不现于脉，况此妇禀赋本弱，自受孕之后，即服通利之药，其胎形必不充，胎脉必不旺，迨至将坠未坠之时，料胎脉尽变为病脉，即高明遇之，亦难辨其为胎，况庸庸者乎？然则业医者其慎哉！

议郎姓妇癥瘕病并治验

郎姓之妇诣予求诊，同来者其小姑也。

问何病，其小姑曰：渠自临月当产，恐有不测，求一诊视，并决产期之远近。

予曰：异哉！产固妇人之常，有何不测？远近之期，渠当自知，何劳予决？观渠形体，虽似重身，面色青暗，兼带浮肿，纯是病象，其中殆有别故，不实言，吾不能为汝诊也。两妇固求，且言曩佃予家，吾其故主也。

乃诊之，见六脉涩结，不充不匀。谓之曰：此非胎脉，乃病脉也，何以云当产？

其小姑乃曰：实不敢瞒，渠腹中之物，乃巨鳖也，形已成矣。目下上至胸，下抵股，旁撑两胁，阔长如此，将来如何能下？渠昼夜忧恐，寝食俱废，愿求良法，以拯其死。

予曰：汝何以知其为鳖？

曰：有善揣者，谓周围边锋棱棱，尽是鳖边。

予曰：此必师婆巫妪狡语吓人，妇女之受其愚者多矣。汝勿以为信，现在脉来涩结，腹中俱是病块，安得指为活物？且产鳖育怪，亦古有之事，然在腹中，必不能如此之大，而又活动如常胎，今汝腹中之物动乎？

曰：不动。可以知其非鳖矣，顾症由何起？安得结滞如此之甚？

曰：向来胎孕不固，三月必堕，此番又有坠征，血已见矣。以年近五十，求子心急，连用固药，兼以黏米作粥，勉强止住，不料日复一日，变成此症。

予曰：若然，亦易治，吾为汝立破积之方，攻而去之，然须知汝腹中俱是癥瘕病块，非鳖也，亦并非胎，勿惧，切勿悔。书方与之。

时有亲友隔壁坐，暗笑半日矣，二人去乃纵声矣。因谓予曰：癥瘕满腹，君何以断以易治？

予曰：其病本系强成，结必不固，形势过大，必非尽属血症。断以易治，先安其心，其心安则其气顺，饮食一进，病自易为矣。

曰：因胎致病，何以知其非症，强成之说，何谓也？

予曰：人情无自求病之理，其不能不病者，非外邪之暴侵，则内因之渐积，其浅深轻重，皆难以悬断。若此妇者，本可以不病，而一病致此者，胎欲堕而固挽之，无暴感之邪，无渐积之因，所以谓之强成也。然其人为惯于堕胎之人，气血先自不固，而其胎为将堕未坠之胎，根蒂料已早伤，徒以涩药腻物闭其出路，故留而未下耳。

夫旧血流畅，新血不能不生，旧血阻凝，新血不能不聚。又幸其人年近五十，天癸将绝，应行之血能有几何？其所以充胁满腹者，血聚而闭其气，气激而鼓其血，欲出无门，欲止无根，故上下四旁，俱见充塞也。究之充塞之处仍是气多而血少，若块然尽是死血，则荣卫不行，脏腑不通，其人之死于痞闷已久矣，宁有今日乎？且其脉来涩结，有迟意而无数象，其中必不热，气搏血聚，无热以灼之，则必无干燥枯涩难下之块，所以断为易治也。若俱以形求之，则彼坚结膨膨，岂特治不易治，亦岂有可生之理哉？

曰：此义确乎？吾将觇之。

予曰：医亦理也，揣情度势，理则如此，若是攻之不动，而脾胃先不能支，则亦未易驱除矣，要之凭理论症，即症析理。此妇之病，岂得与他妇之积同议哉？盖他妇之积结于深处，而气从外行；此妇之病，散在浅处而气从中运。他妇之积既已作嗽、作热，而端倪犹未尽呈；此妇之病不能变热、变寒，而棱角先已全露。故其形愈大，其势愈薄，其外弥坚，其中愈溃。若以峻药攻之，如摧枯拉朽耳。吾以其脉属不足，未肯与用峻药。姑俟其服后，视其下与不下，再为斟酌，此时犹未可确然断定也。逾二日其小姑以前方来曰：药服二剂，下死血一二升，病遂全消。

议张某脉痹病并治验

张姓某久病不痊，介其姻戚以延予，辞不获暇。翌日，张来就诊，观其形色，亦似无病。

因问：昨闻有久病，即君耶？

曰：然。去岁冒雪赴市，天寒风甚，归即发热，旋即轻减，亦不在意。数日之后，时发时止，发则自肩及胸、及腹、及两肢，皮里骨外一线串行，热如汤火，片片如是，内连胸中，烦躁殆不可奈。甚则冥然，至于不觉，约可时许之久，大汗淋漓，乃渐轻，当其时，身亦不敢动也。如是者日或一次，或数次，逾数月矣。未识此为何病。

曰：向来作何病治？

曰：或以为疟，或以为痰，或以为风，或以为虚，纷纷治疗，迄今无一验。

予诊之，其脉浮数而细，沉取少缓。曰：此亦寻常恒有之病，特近来业医之家多不留心《内经》，于脉理又漫无体察，以致临证模糊，獐鹿莫辨，迁就附会，强作解人。如此四说，何者为切当不易之论乎？

夫以脉言之，疟必兼弦，痰必兼滑，风则浮数，而不致于细；虚则迟弱，而势不能数。参之现在之脉，皆未合之。以症言之，疟有但热不寒之疟，岂能于皮里骨外止为一线之串行？痰有游溢经络之痰，何至于热如汤火兼致烦躁之乘心？以为风，则作止有时，尚为近理，而来指其邪气之所舍，究从何处施驱散之力；以为虚，则大汗频出，似为得情，而已经此数月之绵延，何以形气无不起之征？质之现在之症，亦未当也。以予观之，直痹症耳。

夫痹之为症，内脏腑、外皮肤本无定所，而此症不内不外，恰在表里之间，乃脉痹也。若使外邪重感则深入而难治矣。遂为立案曰：此脉痹也。

风寒湿三气合邪，客于脉中，风胜则行，寒胜则痛，湿胜则着。今独串行作热者，所受风邪为多，风本阳邪，本人阳气又旺，两阳合邪，故煽而为热也。夫脉有经、有络、有支孙，以善行之气，入空隙之中，其热何所不至？故胸腹肩股俱有热气浮游。热则心烦者，脉属心，未病而复及于本也；热极汗出者，脉行血热，灼而逼液外溢也。此症当以驱风清热之品，用血药引入脉中，攻其邪使外散而不内注，方可求愈。模棱处治，无当也。案出，付以方。张某感悦，矢言重报。

逾数日，复来，问：服药何如？

曰：未效。

诊其脉，则数少退矣。曰：脉已退，安得不效？

曰：向者肉中线线作热，今大片热矣。心中不烦不躁。

予曰：此由脉散于肉腠，热邪不复内攻，即大效也。书方与之。

数日又来。问：效否？

曰：不效。而脉又退，因问之，则今热在皮上也。

予曰：此病已将解，再退则不在君身矣，犹云不效乎？

张悦，复言报。

数日又来，不效之说，仍如前也，而皮上亦不热也，六脉惟余缓象。

予曰：君勿谬言，予治症多矣，非人人责报者，今君前症已退，所余有限之湿气耳。张乃大悦，仍矢重报，始求方，书而与之，不知此方服后，或少有效耶？抑如前不效耶？然予之门前自是无张君之迹矣。

王某温病治验并议

王姓某病温失治，卧床两月，奄奄一息，转侧俱废，语言不能，瘦骨锋棱，形如烟熏，无生理矣。予适过之，诊其脉，许以可治，其家迟疑未敢信。书方促令市药，曰：止此一方，服二三剂，必以汗解无疑也。此病若死，天下无不死之病矣。

越三日，复过其居，问之。曰：愈矣。服一剂即转动能言，频进汤粥；再剂微汗，自觉无病，今日已能坐起矣。

问：此病待尽二十余日，唯一息未绝，求医卜神，皆言必死，君何以知为可治？

予曰：此理在脉，难以明言，前曾下过否？

曰：下过数次，日益沉重。予曰：此病之所以久而不愈，今日之所以可愈也。

盖凡温病之起，轻者表热先见，重者表里俱热，究之表热重而里热轻，治以重用清解，驱使汗散，俟表邪既尽，而里有不尽之邪，稍稍攻之，无不愈矣。近来病家喜受泻药，医家又惯于用下，表邪不清，递攻其里，里邪虽去，表邪乘虚内凑，反致病势弥漫，正日虚而邪日盛，此病之所以久不愈也。岂惟不愈，结胸痞满之变，恒从此起。此病之所以不为痞、不为结胸者，热以下减，气以下衰，血以下亏，津液痰涎亦以下匮。表邪入里，无所依以为盘踞之地，无所借以为团结之资也。然已破关直入，岂能不惩自退？故余烬一燃，虚炎四炽，神明为之俱乱，血液为之俱枯，焚灼至今而得不死者，盖亦借有天幸，亦以肾元未竭，真阴尚存一线，故言动业已尽废，两目犹能见物也。

　　夫天气十五日一变，病气亦十五日一移，邪在人身，岂能常常如一，热无内助又安得不渐渐就杀？吾昨见其脉来浮数无力，知邪已退舍，去表不远，正以阳微阴竭，津液全干，不能酝酿以作汗，故流连不解耳。吾因其势而利导之，微从肌表开一汗路，而重用养阴清热之药，复其阴液，阴液一复，邪热愈轻，轻者日退，复者自充，自从肌表送出邪气，化汗而解矣。盖其邪为已衰之邪，而其正为新复之正，久旱一雨，枯槁全苏，此病至今日之所以可愈，岂别有回天之术而移人命哉？病家唯唯，予遂去。

赵姓某伤寒治验并辨夹阴之说

　　姻戚赵冬月伤寒，延往诊视，问病几日，其父兄曰：昨夕始病，头痛身疼，寒栗殊甚，夜间忽大烦躁，比晓差安而身热如火，手足难移，头着枕上分毫不能举动，恐非善兆也。

予乃入诊，其脉浮大而数，重按全空。予曰：病甫一日，已传阳明矣，鼻干、眉棱骨疼乎？

曰：然。

予出，谓其父兄曰：此病来势甚暴，当用急治，迟则又传，转入转深，解散愈难矣，治之期以今宵愈，药凭吾用，不可畏多也。乃从阳明立治，清热解肌，引以太阳经而重加归、芍、地黄，各至两许，促令热服，遂复其滓。

问：汗否？

曰：汗矣，病亦少退。

予视之，曰：未也。再与一剂，服复如前，汗渐多，诸症愈减。

予视之，曰：未也，复与一剂如前急服。

少顷，家人出曰：病人自觉病愈，但欲安眠，药祈少缓，来朝再服。盖半日之间，已进药六次，饮尽六升矣。

予视之，曰：脉静身凉，病已全瘳，即来朝亦无须药。比来朝，病人果喜笑如常，汤粥频进矣。

坐中阎姓，亦姻戚也，私问予曰：病殊易治，用药何必如此之急？

予曰：凡风寒外因之病，皆宜如此急治。

盖暴感之邪，来势本不可狃，受病之体，正气必先内亏，以内亏之气，当暴感之邪，岂可以备折冲，而供堵御？增以助正祛邪之药力，邪始不能胜矣。然必使其药力绵绵相续，息息相接，无可乘之瑕，无不充之隙，有进无退，邪始迸散而归于尽，若稍一不给，邪气有不乘而猖獗者哉？故今日一药，姑待明日，明日一剂，更俟来朝，此内伤养正之常法，非外感祛邪

卷
二

96

之正治也。且此症之来也猛，而其实为夹阴。吾视其脉，浮盛而沉空，浮盛者，阳也，阳非有余，外邪鼓之，则大有余；沉空者，阴也，阴本不足，邪热吸之，则愈不足。阳旺阴亏，变寒化热，半日之间，历太阳而直走阳明，若不驱使急散，则破重垣而叩寝门，一旦夕间事耳。夫趋时不及饭，救急不暇衣，吾乘其邪未入阴之时，清其在经之热，先使病势不加，养其内亏之阴，并令化汗有借，复用开门驱盗一法，授以出路，则雨过云收，转眼清泰，较之纵邪深入，皇皇补救者，事半而功倍矣。而何以不急为哉？

曰：世传夹阴伤寒，皆先有房事，复感寒邪，或已有外感，复犯房劳，治法皆用热药，今君恣用寒凉，何也？

曰：俗医辨理不清，往往有此谬误。夫既以犯房劳、感外寒为夹阴，试问房劳之后，所亏者阳乎？阴乎？

彼世之但有房劳而无外感者，将患其阳虚乎？抑患其阴虚乎？夫阳虚则寒，阴虚则热，不易之定理也。先犯房劳，必是阴虚，阴虚则阳气偏盛，身内已有热征，外邪入之，自然从阳化热。如此症始感太阳，遂传阳明，烦躁不宁，身热如火，阳盛之确征也。身体难移，头重不举，阴虚之明验也。盖内热与外热相引，故吸而易入，阳邪无真阴相制，故炽而愈亢，当此时复以热药助其势，如以济火，顷刻燎原，其犹可扑灭乎？夫夹阴原非夹寒之谓，谓夫外伤于寒，头身痛热之中，复夹见阴虚证耳。阴分之虚本于肾，肾虚病外感，其病较平人为更重，其热自较平人为倍热，何得复用热药？

曰：世有因房事饮冷而死者，俗谓阴证，非阴寒之说乎？伤寒病中，又有表里皆寒者，岂非伤寒夹阴乎？

卷二

97

曰：表里皆寒谓之纯阴，不为夹阴，此非阳气素弱，即因寒凉太过，如《伤寒论》内下利清谷，腹胀满、身体疼痛者，此太阴之寒证也。腹内拘急、四肢疼、又大下利而厥逆者，此厥阴之寒证也。凡此之类，皆邪从阴化，表里皆寒，并无微阳少火之参错，谓之为夹，谁夹之乎？至于房事之后，饮冷致变，此真阴未复，阳虚在下，猝遇冷物，火为水束，遂成凝闭，谓之结火可，谓之中寒，亦无不可，即指为阴证，亦阴从外入而夹阳，非阳从外现而夹阴也，较之伤寒夹阴之症，一寒一热相去远矣，君以此为症，何拟之不以伦耶？阎姓乃不复诘。

议丁姓某温病误下及
乃室温病失下之治并附治验

丁姓某酒客也，耽饮成疾，复病温热，咳嗽吐血，昏不知人，循衣摸床，危证俱见。延予往视，适有投以大承气汤者，比予至，药已服矣。

予询其症，入诊其脉，出谓病人兄弟曰：下之太早，误矣。此三阳合病，法当用白虎汤。硝、黄入腹，势必增变，危益加危矣，当仍以下药救之。书方用栝楼、枳实、橘红、贝母、芩、栀之属，而加柴、葛以解其肌，大黄以开其结。

乃兄讶曰：适言大黄之误，何以又用大黄？

予曰：君知医者，此仲景之法，顾不识乎？《伤寒论》凡误下成结胸者，例用大小陷胸汤。今病人素以耽酒，湿热中蕴，近因咳嗽，痰聚膈上，度其胶结壅瘀之势，即利痰开胸，犹恐不胜，而适间所用之药，又舍上焦而泻肠胃，中气一虚，外邪内陷，膈上之湿热痰涎，有不搏聚而为结胸者乎？夫审机期于未著，消患贵于未萌。今病机已著，其患已萌矣，及其犹未成也，先开其胸中之痰，而以大黄领之使下，俟外邪内陷之时，虽有结聚，亦不甚大为害矣。况又有表药领邪外散乎？盖前之大黄所以为误者，以随芒硝之咸寒，直走下部，适以诛伐无过，而伤其正也。后之大黄所以必用者，以协楼、贝之辛润，横行膈上，实以开荡浊邪，而散其结也。君但用之，时至来朝，姑留半日一夜之隙，俟前药泻尽，此药可服矣。

曰：下而又下，病人能支乎？

予曰：予岂不知虑此？舍此别无法也。以其痰之上在胸膈也，莫如吐剂，然病人前曾嗽血，今犹未止，投以瓜蒂、栀、豉之涌吐，逆气上奔，血随痰溢，是求生而转促其生也。以其痰之多且稠黏也，莫如大陷胸，然病人血从何处出，阳络必伤，授以甘遂之峻烈，毒气内伐，摧残愈深，是治病而反其病也。不得已，故用大黄之熟者，合同痰药，从容搜涤，此亦不能不亏损正气，而较之结成已后，大攻大下，则有殊矣。且其脉来有神，肾元尚壮，是则危险之中，所可恃以无恐者。夫十围之木，千寻之干，岂一斧再斧之斫能拨其根哉？君请勿疑，此病吾任其无他。

及予去，而病人兄弟竟不敢用予方，以是日服承气后，大泻六七次故也。逾二日，病人胸膈高胀，气道闭塞，喘促欲绝，乃兄脉之，以为无复生之理，遂取予方为一掷之计，服下，胸膈稍平，喘息渐止，再进一剂，泻痰一二次，病人乃徐

卷

二

苏，饮食微进矣。复延予，立清解之方，服七八剂，病遂全愈，愈后数日，而其室乃病。

丁姓之室某氏，以夫病焦劳月余，眠食尽废，得病之始，便苦昏沉，数日后，人事茫然矣。时其夫犹惫不能起，夫兄代主其事，惩前病，不轻投药，取予前案所立清解方，姑试一二剂，不知前治其夫于久病之后，解邪兼以养正，以正复而余邪易去也。此治其妻，于方病之始，清热不宜养阴，以阴盛而痰涎愈充也。治法既误，病遂日重，缠绵二十余日，奄奄一息，呼吸垂绝。

适予过其门，邀入诊视，其脉沉细而涩，仅足四至，欲观其舌，口开舌已缩。予细询其始末诸症，盖不言不动者，已数日矣。予出，诸丁问何如，予曰：此下症也。

前症以用下药太早，几至不救，此症以失下日久，又将不救矣。过与不及，为害正同，虽然，此症不下，不复得三日延。

其老人曰：病势危迫如此，何敢议下？且不食二十余日，肠中尚有物乎？

予曰：人之胃与大小肠，盘叠腹中，其路甚迂，其藏贮亦甚广，自非洞泻多日，决无空无一物之理，至于病势危迫，正以失下之故，非过下而至此也。何所惮而不敢议下？盖此症之可下者四：脉沉而涩，中必有结，一可下也。大便久废，余滞何往？二可下也。舌胎干厚，胃有实热，三可下也。鼻孔色黑，大肠燥结，四可下也。推脉仅足四至，气息奄奄，不言不动，此处最易惑人，吾为诸君悉言其故。

夫热邪之病人，其令人谵狂、昏乱、脉气偾张者，亦借人之气血津液以助其势。如一夫夜呼，百室沸腾，声闻遐迩，震耳骇心。非尽倡乱者之威，亦惧乱者之形情张之也。此病方盛之时，脉势且勿深论，只其谵言妄动，烦躁不宁之数象，岂非有耳所共闻哉？前已见热，岂能不清而自变？热已内袭，岂能不解而自平？然而热盛之极，渐渐耗其气血，渐渐损其津液，渐渐而气血为之不给，渐渐津液为之尽亏，若使失今不治，且将日消日涸，奄然枯僵以归于尽，而犹望其脉形两壮，气高声扬，而现热征，必不得之事矣。

是故阴极似阳，阳极似阴，非真似也。赤釜沸水，水竭而釜亦不鸣；烈火焚薪，薪尽而火亦无炎。吾于此症，不以其脉四至为断，而以其脉之沉涩为断；不以其形气不足为凭，而以其神识不清为凭。盖以外现之阳邪，既已灼阴而蚀气，内陷之真热，料必焦胃而枯肠。清之恐其不及，润之恐其不周，惟于攻下之中，佐以清润，庶几人不伤而病可解，然非一味直泻，强以难任也。诸君何畏焉？丁姓长幼皆唯唯。乃以地黄、归、芍、郁李仁之属，佐大承气汤，眼下一日夜之久，始下结滞二三升，肢体活动，饮食渐进，人事总未甚醒，其家走问于予，欲再服前药。予曰：此病去而精神未复，当静俟之，此药胡可再也？

逾数日，予复过其居，其夫匍匐仅能起，道谢不甚成辞。入视病者，则精神爽亮，日进四餐矣。

卷

二

101

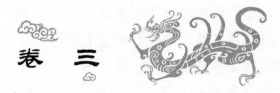

卷　三

议岳姓彭姓伤寒入里同病异治之故

　　岳姓某病伤寒，积日不愈，汗出既多，沉睡不醒，昏不知人，脉之沉细，得六至，少阴证也。予以清热养阴之药，重加党参，兼加桂附以愈之。

　　彭姓某病伤寒，积日不愈，频经误下，厥逆畏寒，舌卷囊缩，脉之沉细，亦六至，厥阴证也。予以清热养阴之药，重用党参，多加芩、栀以愈之。

　　识者谓予曰：岳姓昏不知人，明系热证；彭姓厥逆畏寒，确属寒因。以此二症，质之仲景《伤寒论》，岳宜攻邪清热，彭宜温经回阳，而君反之，卒以收效，何也？岂古法不尽可遵软？抑别有说软？

　　予曰：岂不可遵，予之治此二病，正是遵依古法。惟伸缩变化，别有斟酌于其间，此中合而不合，不合而实合之故。吾不明言，君亦不及察也。请为君道其详。

　　考仲景之书，汗漏不止者，宜桂枝加附子汤。少阴病，口中和，背恶寒者，宜附子汤。又曰：热深厥亦深，热微厥亦微。又厥少两阴篇中，凡四肢厥逆，恶寒蜷卧等症，必兼下利不止，小便清白，乃为纯寒，用四逆汤。此仲景之法也。

　　今岳姓昏不知人，未尝不是热证，然脉来沉数之中，无根无力，兼以头汗时出，满面浮光，衣被偶开，色辄惨变，是其为症也，邪热不浅，虚寒实深。盖其人素为遗精便浊之人，真阴之亏损已久，而其病又在大汗频仍之后，表阳之固护已疏，不用参、附，无以挽其外散之阳；不用归、地，何以其生垂绝之阴？至于此症之治，培本之意多，祛邪之意少。方中地黄、参、附多于清热之品，以其人本弱，脉之无力无根也。质之仲景汗漏加附子、恶寒宜附子之说，宁有殊乎？

彭姓厥逆畏寒，未尝不是寒因，然其脉来沉数之中，鼓击有力，根脚亦固。兼之口苦耳聋，舌苔干厚。是其为症也，标寒犹假，本热属真。盖其人本非恬养安闲之人，筋骨之磨历先壮，而其病起于攻下迭用之后，荣身之阴液遂亏。阴亏液减，阳反内凑，故无正气以卫肢体，而厥逆畏寒之症现；内挟邪热以烁筋脉，而舌卷囊缩之症作。吾于此症之治，略举其外显之假寒，清其内陷之真热。方中虽用党参，第取其化气以生津，非用以培阳而壮表也。亦以其人之本强，脉之有根有力也。质之仲景热深厥深、热微厥微之说，又有异乎？

夫吾人读古人之书，考古人之法，亦顾其大意何如耳。失其意而泥其迹，随处法古，实随处失古；得其意而善共用，无一是古，即无一非古，而何必规规于症治之纤悉以求似哉？

识者乃大善予言。

温热时毒有发颐症不可轻用
汗剂附治验二则

伤寒温热之病，初起皆宜汗。其不可汗者，惟风温、湿温一二症而已，否则亡血虚家之属。若其人方壮盛，症宜外散，乌有不可汗者？然予尝见两症，竟不容以汗剂解，非其人之不可汗，症之不宜汗也。汗之而致变，不如无汗。生死之关，惟其慎而已矣。

其一为本族之女，年十九矣。病温十余日，烦躁不宁，大渴引饮，两颐俱肿，脉数甚。予以重剂白虎汤愈之。愈后，惟两颐不消，欲用荆防败毒散。予曰：不如外敷，即用药亦不宜升散之品。其父知医，竟与服。未几，咽喉肿痛，饮食不下，连用清降之品，卒至脓溃乃瘳。

其一为姻亲之女，年十四五。病温五六日，便溺不觉，昏不知人，脉数甚，亦两颐俱肿。予以清热凉膈之药治之，五日乃醒。醒后进诊，腕皮尽干，绽裂翕张，寸寸欲脱。问之，盖周身之皮已尽死矣，其两颐之肿亦未消。月余，脓溃而愈。

亲友谓予曰：此症皮死而人存，足征药之为功。然当时何不早为之计，俾表里两解，无损其皮，天下其有症可治而皮不可全者？

予曰：诚然，然使其皮可全，此症之愈已久矣。惟未药之先，表气过实，皮间从不透汗。既药之后，两颐俱肿，表剂又不可服。是以热毒外蒸，皮皆枯裂，剥床以肤，救之无术。今皮已尽脱，人无余患，是即不幸中之幸，未足追悔也。设使当时强用表药，表解汗透，当不至是。然恐皮则可存，人将难言矣，何也？两颐之内，逼近咽喉，表药升散，势必上窜。谅此呼吸有限之地，左右夹肿，隙已无多，重以诸经之邪热，随表药而升腾齐上，道狭在所必经，气同易于合势，顷刻之间，聚者益聚，结者益结，内攻外胀，堵绝气道也。向者本族之女，大病已解，惟余两颐，一见荆防，犹碍食饮，况此病热邪方盛，可用表药以尝试乎？及其内热全清，表热未尽，可用表散，而皮已裂而为缝，张而为壳，焦枯干厚，不可复润矣。岂故听其脱落而莫之救哉？

曰：方书载时毒发颐例用连翘败毒散、荆防败毒诸汤散，如君之言，方书尽误乎？而世俗用之，又多取效，何也？

予曰：方书不误，此亦顾其肿之浅深何如耳。盖颐下本阳明经所行之地，而咽喉两旁，又两阳明、少阳之所以上下也。其肿之为凸而赤红也者，必发自阳明。阳明之经偏于表，得表药则易于外达。其肿之为平而紫暗也者，必发自少阳，少阳之经近于里，得表药则难于外出。夫易于外达者，既不尽达于外，而去里为远，犹不大阻气道；难于外出者，倘不尽出于外，则入里甚近，必至闭塞咽路矣。吾前所见两症，其肿俱不甚高，其色俱不甚红。故一于病退之后，嘱以勿用升散；一于方病之时，断定不用表药。若使其肿在浅处，结在皮间，则邪毒可随汗解，得表药而其愈倍速矣，何荆防之不可用乎？

亲友曰：善。此中斟酌，析及毫芒矣。请书之以告世之治温热者。

卷三

105

辨伤寒热入血室症及治法并附治验数则

客讯于予曰：邻妇有病者，头身疼痛，发热恶寒。延医治之，热已退矣，而胸满胁痛，妄见妄言，入夜尤甚。医用开胸理气药不效，更医用痰药加大黄攻下，亦不效。日益沉困，此为何病？

予曰：其年几何？子女若干岁矣？

曰：年未三十，一子不过再周。

予曰：此必热入血室证也。血室者，妇人之血海，冲脉之大汇，肝所主也。其脉起于气街，上布胸中，又与阳明之脉相萦，故病则胸满胁痛也。妄言妄见者，心主血，热入其室，扰及神明，故主昏而谵妄也。以其主病在阴而不在阳，在血而不在气，故昼日阳气为政，虽病犹轻，入夜阴气用事，为病弥甚也。开胸理气诸药治不及血，安能取效？至用痰药攻下，则失之远矣，此古法所最禁，医家之大误也。

曰：热入血室之病，曩亦闻之，其症云何？治之当用何药？

予曰：仲景《伤寒论》中言之详矣。其得于经行已尽之后者，血室已空，热邪乘虚弥漫深入；其症胸胁下满，如结胸状而谵语；治法刺期门以泻其热，以其病内连脏腑也。其得于经行未尽之时者，热与血搏，血必为结，热亦被阻；其症往来寒热，发作有时如疟；治法用小柴胡汤和解，以其病在半表半里也。又有发热之时，经水适来，经已半结，热复大扰；其症或兼胸满呕逆，或兼往来寒热，昼犹明了，夜则谵语如见鬼状；治之无犯胃气及上二焦，盖亦不越和解一法。今开胸之药已伤上焦，攻下之药实夺胃气，古人所禁而今皆犯之，适以鲁莽增病耳，尚望愈乎？

曰：热入血室止此数症乎？治法亦尚有通变否？

曰：男子亦有此症。《伤寒论》云：阳明病下血谵语者，此为热入血室。但头汗出者，刺期门。盖男子本无血室之说，然血室属在冲脉，男子之冲脉与女子之冲脉同也。阳明之脉下乳夹脐，与冲脉会于气街，冲以血虚而受邪，自挟阳明之脉逆行上犯，故随阳明现症。其所以异于女子者，女子经来热入血室，则如结胸状而谵语，从阳明里也。男子下血热入血室，则但头汗出而谵语，从阳明表也。予平日数经此症，皆不在男而在女，而其症亦有异于古所云者，故治法少有变通，不尽如古也。

一为姻戚家女，伤寒瘥后，饮食不进，胁胀胸满，入夜直言见鬼，指示鬼在何处，着何衣履，如何击我，如何扼我，甚则气闭声嘶不止，如见鬼也。其家以为祟。予询其父母，知其病时曾有经事，曰：病易为也。以小柴胡重加清热和血之品，数剂而愈。

一为族间佃户之女，伤寒月余，屡经汗下，病转沉重。予见时，昏不知人，言动俱废矣。诊其脉，弦细涩数而不甚沉。予疑曰：症似少阴，脉似少阳，何也？且涩数并见，必有热搏血聚之虞。因问其母：此女能言动时，曾谵语见鬼否？经期过已几日？答言不知，但见其私衣有污处前，曾微微谵语，不闻见鬼也。予曰：是矣。亦以小柴胡重加清热和血之品加以宣导，再剂遂愈。

卷三

又一妇产后伤寒，败血不行，坏结小腹，胁下痛甚，外症亦乍寒乍热，然休作无时不如疟，亦不谵语也。医以攻瘀破滞之药频治不效。予曰：此热入胞宫，外邪束之，当比热入血室例，先解外邪，不宜直攻也。亦以小柴胡汤加归、芍之属愈之。

此外，经历颇多，不能遍述也，然筹之详矣。妇女伤寒及温热诸病，过期失治，往往淹滞旬月，岂有少年闺阁病愈多日而经事不行者？及热入而并见，又多夹在诸经症候之中，而医不能识。见其满痛如结胸也，则攻其胃中之热。见其胁痛而且呕也，则以为肝气上逆。见其昏狂如见鬼也，则以为痰入心窍。惟往来寒热，或者识为少阳之症，然与他症杂见，则又置少阳不论矣。夭枉人命，往往由此。予以问症加详，不忍遗其所讳，是以未蹈此弊。惜乎不谙针法，期门未敢用刺，亦临症之大憾也。然以甘寒佐和解之剂，亦可以由少阳而清及阳明，少退上炎之热势矣。

客曰：尚有疑者，邻妇之病，热已退矣，更有何热入其血室？且血热既属冲脉而主于肝，治法反从少阳，何也？

予曰：热果真退，何以复有此病？仲景论此，始言热除身凉，继以胸满谵语等症，正恐后人误认。盖表热全退之时，即里热全聚之时，惟其身体凉和，极似表解，乃致血室沸腾独受邪热也。至病属厥阴而治从少阳者，肝与胆连，其气相通，和此即所以解彼也。且厥阴居内主疏泄，其气直上而直下，从此祛热则用攻。少阳居外典开合，其气可内而可外，从此治热则宜和。和则热退而阴不伤，攻则邪去而正亦损。此中斟酌，胡可易言？

客曰：善。邻妇之病当令延君治之。予亦允诺，乃书仲景之法，托客以达医，曰：善与医商，勿言吾意也。客乃去。

辨某姓女胸痹症并附治验数则

姻戚某姓之女，病胸膈痞闷数年矣。甲寅之春病增剧，呼吸阻碍，时静时烦，甚则气不得息，奄然欲绝，如是月余，卧床不复起。

延余往视，其脉阳微而阴弦，似结非结，谓其父曰：此胸痹病也，法当用栝楼薤白白酒汤。缘令嫒久病之躯，阳气过微，栝楼所不任，而薤白一味，近处又不可得，从宜变通，但助胸中之阳而疏通其气，病亦可以渐愈，然非多剂频服不可。

乃父讶曰：何谓胸痹？

予曰：风寒湿三气为之也。其始感也，止在皮肉筋脉骨节之间，久而不愈，重感于风寒湿之邪，则浸淫内袭，脏腑受病矣。夫脏腑非受邪之地，而邪得袭之者，新邪与旧邪相踵，其气既盛而难御，脏腑与经气相通，其窍又顺而易入。故皮痹不已，复感于邪则入肺；脉痹不已，复感于邪则入心；肌痹不已，复感于邪则入脾；筋痹、骨痹不已，复感于邪则入肝、肾。邪之所凑，其气必虚。正虚邪盛，病势安得不剧？其所以呼吸阻碍者，寒主凝闭，气道本为不利，湿胜生痰，窍隧又被堵塞也。其所以时静时烦者，风有作止，止则气平而有似乎退，作则气上而复受其扰也。夫三气合邪，盘踞脏腑，如浓云密雾布覆太空，胸中空旷之地，安能当此填结？数年之胸膈痞闷，与近日之气闭欲绝，皆是此故也。此必胜以阳药，领以辛散，使由脏而返于经，由经而达于表，方得邪从汗解，故非多剂频服，不能凑全功。书方与之。

数日，复遇病者之父，殷勤致谢曰，前日断症不错，予检方书，果是痹症，乃心痹也。

问：何以知为心痹？

曰：书云：心痹者脉不通，烦则心下鼓，暴上气而喘，嗌干善噫，厥气上则恐，数语悉与症符，是以知为心痹无疑。

予曰：诚然。然《痹论》又云：肺痹者烦满，喘而呕。令媛之胸膈痞闷，呼吸不利，正是此病，亦可尽归之心痹乎？夫心与肺俱位胸中，而心主血，肺主气。心犹君主之职，坐镇而为；肺则傅相之官，治节所出。心犹阳中之阳，位离而属火，阴邪犯之不甚易；肺则阳中之阴，居兑而属金，浊阴投之则易合。故此病中于心者浅，中于肺者深。中于心者犹有忽进忽退之时，中于肺者并无暂解暂开之会。以其形症所现，心肺并有，故不言心肺，而曰胸痹，盖言胸则可以并赅心肺也。今君但以为心痹，势必舍肺而专责之心，肺病不除，气何以运？则邪之客于心包者，亦无由外散，药将日用而无功矣。且胸痹之名出于《金匮》，治法亦甚详细，非予一人之私言也。病者之父自谓知医，竟不用予言，而取方书治心痹之成方，连投数剂。及不效，则曰：痹入于脏者死，此死症也，药将奚为？

噫！执泥如此？信不如无书之为愈矣。其后病者亦未尝死，出阁数年，但卧床不起，以旧病未痊也。而予生平治此症，则实未尝不效。

有张姓妇，年可五十，胸膈烦满，喘息不利，兼之四肢懈惰，发咳呕水，腹满膜胀，胸痹而兼脾痹之病也。予以桂、附、参、苓、半夏、枳、橘之属愈之。

又朱姓妇，年未三十，胸膈满疼，逆气上塞，兼之月事不顺，少腹有块，脉来弦紧，胸痹而兼血病之症也。予以桂、附、参、苓、枳、橘、芎、归之属愈之。

又李太学冠瀛者，因冒甚风大寒，始患气逆，渐而胸中闷疼，渐而胁肋膜胀。予脉之曰：《金匮》云：阳微阴弦，胸痹而痛，即是症也。以姜、附、半夏、参、术、桂枝之属投之，亦就愈。

独于此女之病，审之甚确，议之甚详，而竟不见痊，果药之无当欤？治之不专欤？抑其父之执拗自用而不相信欤？人非理所素谙，业所素精，慎勿强作解人，贻识者以笑柄也。

辨小儿痿症并附治验数则

有问于予者曰：去岁夏秋之交，小儿多得奇症，不寒不热，饮食如常，二便如故，周身亦无疼肿之处，惟颈项肢体软不能举，行坐屈伸俱废；诊其脉，亦无危恶不治、甚实甚虚之象，而卧床不起者，比比是也。此为何症？当作何治？

予曰：以《经》考之，此为痿症，肺病也，治当兼取阳明。

曰：痿为虚证，多出于酒色过度之人。小儿天真完固，何以亦有此症？且痿之属于肺，何也？

予曰：五脏皆禀于胃，而为之传送者，肺也。肺为气之总司，荣卫之气自肺而布，始能达于筋脉，充于肌肤，运于肢体，周于皮毛。若肺病而治节不行，则五官百骸皆不得禀气以为运动之资，即欲不痿得乎？《经》曰：肺热叶焦，则皮毛虚弱急薄，著则生痿躄，此之谓也。又曰：五脏因肺热叶焦，发为痿躄。夫肺不自热，必君火内生，相火旁烁，然后枯燥叶焦，至叶焦而气不运，则膹郁熏蒸，其热益甚，诸脏亦因之而愈热矣。因而心气热则脉痿，枢折胫纵，足不任地，肺兼心病也。因而肝气热则筋痿，胆泄口苦，筋膜干急，肺兼肝病也。因而脾气热则肉痿，胃干口渴，肌肉不仁，肺兼脾病也。因而肾气热则骨痿，腰脊不举，骨枯髓减，肺兼肾病也。夫病至脏症迭现，岂小儿所能任？亦岂专病小儿？而小儿多病者，童年心火独亢，兼之烈日炎风，不知畏避，盛夏之时，肺已受伤，入秋之后，复感燥气，火有余威，而金乏水润，故一病而痿不能起。此非天真不完之故，乃脏气偏盛之害也。至谓痿为虚证，理亦不谬，然考之《内经》，脉痿或由于亡血，筋痿或由于好内，肉痿或由于居湿而多饮，骨痿或由于忍渴而多劳。其故不尽关于肺热，而亦不尽出于酒色，统而归之酒色过度，则俗传之误也，且与小儿之痿症无涉。

曰：痿为肺病，治当专归之肺，而又兼取阳明何也？

予曰：此亦《内经》法也。宗筋者，毛际横骨上下之竖筋，贯腹背，上头项，下髋臀，主束骨而利机关者也，而阳明实润之。冲脉者，三阴三阳十二经之海，渗诸阳，灌诸经；渗诸阴，灌诸络，主养筋而温肌肉者也，而阳明实合之。夫藏精起亟岂阳明一经之力，然阴阳总宗筋之会，而会于气街，属于带，络于督，而实阳明为之长。阳明虚则宗筋纵，而诸脉皆弛，乃堕废而不用矣。故痿虽肺病，而土实金母，抑且万物之母。阳明无病，虽有肺热，但病肺耳，必不成痿，以胃中上升之精华，不能由肺而散布于肢体，而中州外行之余气，犹可由经而营养其筋脉也。惟肺热叶焦，阳明又虚，乃致筋脉失养而成痿。治痿者安得不兼取诸此？

曰：君言甚为确凿，亦尝用此法以治此病否？

予曰：向在曲阜，有周姓女，年十三矣。病颈软足软，手不能举，坐立俱废，一人抱以来。其叔父素以医名，不能治也，谆求诊视，且询病情。予为书案立方，一剂而效，再剂而愈。

又某姓儿，病亦类同，踵周而来，并恳如周立方。予诊之曰：周女之脉数而缓，肺热而脾家之湿气盛也。此儿之脉数而滑，肺热而胃中之湿热并盛也。病形虽同，法当异治，若用一方，必不效矣。书方与之，亦获效。

此二症犹能记忆，大约随症立治，不必一格，而肺胃之药总不可少，犹舍规矩不能成方圆，舍六律不能正五音也。君以为何如？其人曰：善。惜吾不读《内经》，未能深谙此理，盖犹疑痿为肺病，与兼取阳明之说。噫，予亦多言乎哉！

议孟聚五小便不利症

姻戚孟聚五，亚圣裔，以贡生守选在家。年逾六旬，艰于小便，其症似淋非淋，每欲溲则气串而下，腰背先疼，甚则鼓结于腰臀之间如鸡鸭卵，小便点滴，移时不尽，或溺未下而大便已出，忽溏忽水，总不能禁。遍用治淋之药皆不效，病数年矣。

丁巳冬，遇予于从弟斗南家，遂求诊视。视毕，为立案曰：两尺浮细而近于弦，肝脉也。见于尺部，是为子乘母位；见于浮分，则督脉俱病矣。经曰：足厥阴肝之经病为腰疼、俯仰不利，为遗尿，为闭癃。又曰：督脉为病，不得前后。以脉症参之，此症之治，当责之厥阴与督脉二经。且厥阴之脉绕阴器，入少腹；督脉起关元，抵阴循茎，合纂绕臀，挟脊而上，正当今之病处，故须于二经求之。夫肝主疏泄，督总诸阳，肝气郁则疏泄之职弱矣，阳气闭则痹而不得通矣。此症疏肝经之气，当先养肝家之血；宣督脉之阳，必先开督脉之闭，寻常利小便诸药无当也。

案出，聚翁阅一过，未及细谈，即促立方，且求速效。

予曰：数年之病，责效旦夕，势所不能。且此病细微曲折，非可以大开大合、直行直治，姑依方用药，将来犹有变化，不可求急也。

曰：服或不愈，何处寻君？

予仍与翁期之斗南家。

孟去，斗南问予曰：聚翁之病，向来无此治法，今始改弦易辙，得效亦未可知，顾何以知其肝气之郁在气分，而先养其阴何也？

曰：木喜条达，气偏乎阳，非血不足以丽之。经所谓耎弱招招，如揭长竿末梢，此肝之平脉，见于本宫者然也。今弦在尺部，下陷肾中；细而不长，肝气已促；浮而不软，肝血不荫。气短血少，而借母气以自养，如贫儿浪子盗窃父母之衣粮，老年衰竭之肾气，岂堪供其挹取乎？夫肾，膀胱之源也。源本不旺，又被肝气吸引而上，无余气以输膀胱，故气化日窘。若不疏肝之气，肾气何以下通？若不养肝之阴，肝气何以不郁？治病必求其本，正谓此也。抑尤有合者，聚翁生于富贵，安享豪华，年来家计中落，不无经营。经曰：谋虑不决则伤肝。肝伤而血燥，其气将日郁而日甚。养阴以舒之，斯为正治，何待复言？

曰：阳气闭何以痹而不通？而又责之督脉，何也？

曰：人之一身，内为阴，外为阳；腹为阴，背为阳。督脉从腹而行于背，又在皮肤至浅之处，阳中之阳也。夫阴主闭而阳主通，其运行周流，本无停机，缘风寒湿三气合邪，客于脉中，阳气乃阻闭而不宣矣，聚久则结而为痹。聚翁之腰背串疼，鼓结如卵，即督脉之痹。督脉痹而阳气不能内达，因而为肠痹，因而为胞痹，小便从此愈艰矣。聚翁此症，肠痹与胞痹俱见，而治归于督脉者，病成而变，内邪由外邪酿成，治从其源也。

曰：何以见为肠痹而、胞痹？

曰：经云：肠痹者，数饮而出不得，中气喘争，时发飧泄；胞痹者，少腹膀胱按之内痛，若沃以汤，涩于小便，上为清涕。聚翁之病有一不与此合者乎？

夫聚翁痹在督脉，本应大小便俱艰，缘已病痹而气化阻，日饮之水不能渗入膀胱，转从幽门直注而下，故心欲溲而大便已溏。其膀胱一腑气不下达，及致太阳之经气逆行而上，烁及髓海，故适间之来，鼻中清涕源源，拭之不干也。吾为悬内照之鉴，此二症止从督脉求根蒂。督为诸阳之总司，而手足两太阳又外萦督脉者也。督脉通则阳气内达于胞宫，肠与胞自可复其传化之职。惟肝家犹须养血，不得纯用阳药耳。

斗南曰：善。后当再延之。及后予再至斗南家，延之来诊，以事冗不获至。予益知聚翁受病之由，而恨前言未尽使闻也。

议表弟满相文淋症并治验

贡生满相文，予之从表弟也。暴得淋症，欲溲不得，欲止则滴沥不绝，甚以为苦。适予以事他往，挽回诊视，兼求速愈，予难之。

及就诊，两尺壅盛，体象俱浑。谓之曰：此似可以速愈。然以淋法治之则不可，请君勿拘常格，我亦不衍成局，另辟新法，君敢服否？

曰：诺。

乃用理脾祛湿之药，加升、柴以提之。一剂，小水大利；再剂，尿色全清，病遂霍然。

亲友问曰：君治此病，何得如此捷效？

予曰：淋之所以难治者，湿盛热结，心肾交郁，清浊相干，积而为淋，其来也非一朝一夕之故，其去也亦非一朝一夕之功。经曰：水液混浊，皆出于热。淋本热因，而湿复合之，邪气浸淫，溃入脏腑，此其所以难治也。

且夫淋之名五，其治法惟百，皆与满君之症不协。石淋者，便如沙石梗塞，此热结膀胱之症，满君无此也。膏淋者，精与尿俱，旋如白油，此肾气不摄之症，满君无此也。血淋者，心包热盛，溢于小肠，其症尿血而涩痛。劳淋者，清浊不分，过劳乃发，症兼虚饱与便溏，满君亦无此也。惟气淋一症，便涩难出，余沥点滴，极似满君此病，而其因又有大不同者。此治法之所以迥别，而难易之所以攸分，何也？

气淋一症，肺家积热病也。热烁肺金，清肃不行，不能通调水道，下输膀胱，则源遏而流不继，而气淋以成。此其病本乎相傅，故其治亦归重上焦。今满君之病，非关肺热，脾为之也。脾居中宫，职司升降。平时醇酒厚味，纵啖不节，脾之困已久矣。脾困而益之以饮啖，于是中气滞塞，清不能升，浊不能降，清浊二气，不能各归其部，反混入食物滓秽之内，由胃腑而转入肠中，膀胱之气化，尚能空洞无碍乎？犹幸滑甘善走，油腻能润，大肠传导一支犹未闭塞而成胀。然而清气、浊气、脾宫下陷之气与下焦自有之气，并归一处，正如群殴众斗，纽结成块，推之不解，排之不分，济泌别汁之关，愈壅而愈窒矣。吾知利小便之药不可复用，决而归之大便，又恐已陷之脾气，随之俱亡。谛思其间，惟释围解纷一法，宣举脾阳，迫之中宫，开提清气，归之上部，则下焦不致壅遏，气化可以无阻，而亦不敢断其效之捷如斯也。事有过望，其谓是与？

曰：气淋既是肺病，何以知满君之淋不在肺而在脾？

曰：肺热淋者，其症或喘咳上气，或洒淅恶寒，亦必有浮大虚数等脉参见于寸部，经所谓上以候上也。今满君外无肺热之症，内无肺热之脉，惟两尺壅盛，浑如黄河之水，而又全见于浮部，不从气断，更何主乎？

夫气，肺所司也。然肺主散布，脾主升降，脾不虚，气必不陷，气不陷，下必不壅。宽其责于肺，原知功不外假；归其政于脾，正以权在中枢。俾由脾而陷者，复由脾而举，化塞为通，全赖乎此。祛湿亦所以理脾，无二义也。特此为格外之治，非治淋之常法，姑志之以备一解。

卷

三

议葛姓某溺血症并治验

葛姓某病溺血，血皆成块，扁圆不一，大者如枣、如栗、如核桃，小亦如银杏之属。每溺方顺，忽止不下，则伏地呼痛，移时其块奔突而出，鲜血随之，尿乃再通。有一溲而见数块者，若逢一巨块则痛苦万状，求死不得矣。医以活血清热之药，杂八正散治之不效，更用破块之品，欲化其死血。

予适见之，曰：不可。因问葛何以得此。

曰：向有此病，因劳而得，愈数年矣。近以荷担远行，旧病复作，势乃倍重于前。

问：腰疼乎？

曰：疼甚且酸。

予曰：此伤肾病也。肾本作强之官，经曰：因而强力，肾气乃伤。又云：持重远行，汗出于肾。故负重者，必束其腰，腰为肾之府，以此为出力处也。今以荷担之故，竭其肾力；又以远行之故，致肾力不继而受伤。腰中酸疼，血随溺下，亏损不为不甚，更用破块之药，重伤其血，肾气从此痿败矣。

曰：死血不下，终成废人，与其贻悔于后，何如消患于前？

予曰：消之有道，非破块利小便之药所宜也。盖小便之血有两途：其一自膀胱而下，半通半塞，滴滴不顺，欲止不能，是为淋血。淋血者，热在膀胱，从尿窍出者也。其一自肾而下，忽有忽无，甚则成块，不与尿俱，是为溺血。溺血者，伤其肾脏，从精窍出者也。夫肾主精血，肾伤血溢，伐及根本矣。其犹能动移者，有形之阴血虽亏，无形之元气尚存也。再以峻药促之，新血不动，败血终滞而难出。败血一去，新血将随以俱下，转消转涸，元气复于何丽乎？此病惟养肾和血，听其自然，勿扰勿固，俟元气自为鼓动，败血必不能留，而更以精窍之药为之向导，其痛楚亦必就轻减矣。至于车前、泽泻之属，只走尿孔，与精窍何涉？杂投甚无谓也。

医乃唯唯，祈予立方，予遵法治之，数剂而愈。

议族弟内痈误治之失并治验

族叔震青公之子，与予为十世兄弟。病咳嗽数月矣，渐渐发热，日夕尤甚。延医诊视，皆言阴虚，遍用养阴补肾之药皆不效。比予见时，杖而行，扶而起，两足俱肿，形神惫甚。震青公谆嘱善治，意甚惨切。

予问：弟病起自何时？得于何因？

震青公曰：去岁秋冬之交，咳嗽始作，风寒劳逸，大约皆有，亦难确指其来由。近来咳嗽渐减，病乃日进，每逢过午，热必加甚，或一日之间寒热迭作，兼之满腹串痛，饮食减少。

予乃诊之，其脉洪大而数，右手尤甚，谓震青公曰：此内痈之症，非阴虚之脉也。囊来医家何得作阴虚治？

震青公曰：咳嗽何以知非阴虚？

予曰：若果阴虚，似此形神，脉已为沉数，为细数，为弦数，为短数，甚则虚数、促数，不得洪数并见矣。洪大之脉明系有余，形歉而见有余之脉，非外邪内陷，何以得此？

119

盖此病之始起也，必系风寒外感。风，阳邪也。寒虽阴邪，郁久亦从阳化。两阳合邪，熏灼肺甲，咳嗽安得不作？然为风寒之咳嗽，历久终有减时，以外邪亦游衍之物，不能长居肺家也。为阴虚之咳嗽，至死亦不少衰，以内热乃骨蒸之病，势且伤尽肺金也。此病数月以后，咳嗽见减，明系风寒之邪舍肺而他徙。此时若用解散，如转流民，徙迁客，指顾可去，易于反掌。而又以其发热之故，认为阴虚而用补，补药一投，外邪永无出路，乃愈郁而愈热矣。不知其过午大热者，非阴虚亏损之验，乃邪转阳明之征也。至寒热迭作者，亦非真元内亏阴阳相乘之故，乃邪犯少阳进退互拒之为也。不然，饮食亦减少矣，谅无内因蘖饪之邪。而现在之满腹串疼究系何物？阴虚病中几曾见其症候哉？

震青公曰：此子现在足肿，医家皆以为虚，吾亦谓然。

予曰：阴虚不能丽气，孤阳四溢而作肿，洵有是理。然阳不亲下而亲上，势必先浮于头面，否则兼见于四末。今面不肿，手不肿，惟两足独肿，此殆地黄、归、芍之属，未能补养真阴，先已滋出湿气。湿之流注，必出于足，经所谓浊邪居下也，不得指为阴虚之确证。

曰：然则何以知其为内痈？若果生痈，尚可治否？

予曰：此亦以其脉症卜之也。

风寒之邪，先已从阳化热，洪数之脉又属亢阳独旺，阳盛则烁阴，其变何所不至？若气血津液偶有结聚不流之处，内痈必从此生矣。喘咳胸痛，吐唾腥黏，则肺痈也。心下作疼，手不敢触，则胃痈也。少腹肿痛，便数如淋，皮肤甲错，则肠痈也，今咳嗽既未全止，串疼又复满腹，知其痈生何处？从何施治？然独幸其串疼无定所也，或者毒犹未聚，结尚未成，先以清凉散其浊热，使从二便解去，大势既不全消，宁不稍就轻减乎？此平稳之治，不可缓也。乃疏方，用银花四两，菊花二两，花粉、黄芩、芍药、木通各两许，服方四剂，热清嗽止，饮食亦进，腹中不疼，而腹外之皮则大肿矣。震青公复使延予，予喜曰：皮肤作肿，热已外达，即生疮疖亦复何害？复减前方，服数剂，竟安然无恙而愈，月余遂健。

议从侄广爔失血病并治法

三从兄萼峰之子广爔患失血，自七月迄十二月，屡犯不痊，前后呕血约可数斗。延予往治，予适以疾不能至，又念萼峰兄止此子，恐其误治增病，以书贻之曰：

广爔禀赋本弱，素有失血病，今秋一犯增剧，前后数月，失血过多，不问而知为阴阳两虚之候。

夫阳虚则恶寒，阴虚则发热，一定之病情也。阳虚则宜参、术，阴虚则宜地黄，一定之治法也。不知阳虚而能受参、术，其阳犹未甚亏，尤必其血足以配气。阴虚而能任地黄，其阴亦不大竭，尤必其气足以领血。阴阳并补，病可立痊。使久病之人，尽能如此，则天下必无以虚痨死者矣。而其如不尽然。何哉？

盖补气补血，虚痨之正治也。惟阳虚不宜参、术，阴虚不宜地黄，其病乃为棘手。所以然者，参、术只能补气，而虚痨之体先已发热，如炎如焚之时，复以参、术助其阳，不惟热盛烁阴，血液难支，而喘促烦满之症，顷刻并起矣。参、术可轻用乎？地黄只能补血，而其性滞泥而不灵，气虚者不能领之使流，痰多者不能宣之使动。

夫天下虚痨之人，有不气虚而痰多者乎？痰涎胶结之时，复以地黄腻其膈，轻则为饱闷，重则为䐜胀，而于阴虚之体卒未有益，以痰气阻碍，药力不能下达于肾，适以助痰而滞气也，此地黄之所以难用也。今医家不察此理，十有八九率以此数味为探本之治，间或不用，则訾为务末而忘本。夫止渴莫如水，泉流既竭，瓜李足以生津；疗饥莫如食，谷养不给，蛙螺亦足以延生。故富贵之膏粱与贫贱之藜藿，味至不同，其为果腹一也。必谓非膏粱不堪言养，不已疏乎？高门之狐貉与穷簷之布素，爰尤不齐，其为护体一也。必谓非狐貉不能御寒，可谓通乎？

且即以病机言之，邪实于里莫如攻，而或用硝、黄而不畏其峻，或用枳、朴而犹虑其伤，其故为何？邪实于表莫如汗，而或用麻、桂而不妨其僭，或用羌、防而犹恶其辛，其意何居？所谓消息病情与为进退也。汗下皆不执一，独于补而必用其重，其亦不可解矣。予平日经此症颇多，大抵宜参、术者，断无不受地黄；宜地黄者，未必皆受参、术。至气血两亏之时，热盛痰多，则地黄、参、术皆在所禁矣。恐广爔亦在此例，姑先言之，以为用药去取之一助。

此丁巳十二月二十七日书也。过岁正月二日，萼峰复以舆来，遂往视之。见其肌肉犹未甚脱，声音清亮，嗽亦不甚，惟支股仰卧，呻吟不宁。

问：何故？

曰：腹背腰脐下迄两股，时时串疼，或鼓结一处。若其疼自下而上，则或嗽或呕，血必大出矣。然即不出之时，腹中串疼总未有已，脐下亦板而硬。

问：何不转侧？

曰：往者可右侧，今右胁一片硬疼，不敢向下。勉强左侧，亦苦增嗽，惟仰卧差可。

问：饮食与二便何如？热亦有时轻重否？

曰：前者只苦寒，不患热，近来寒退热增，日夕尤甚。饮食无味，强进些少而已。大便日二三次，恒苦不快，小便甚短少也。然尤有奇者，中气串疼，无便辄如有便，便后必嗽而吐血，或欲大便时，便未下而血已先动。

予颔之，就诊其脉，左关独大，右尺独弦，上冲及关，两寸犹为平静，而皆足五至。予曰：此内风症也，失血自是正病。然血于何动，实由内风之鼓荡，内风不宁，血必不止，向来治血而不驱风，失病本矣。虽然，此时此病必不可除。乃以养血为主治，而稍稍清其虚热，庶有当乎？盖甘寒亦可以熄风也。

萼峰兄曰：何以知为内风？

予曰：乃以脉觇之，来大去小，本属外因。左关独大，肝风动矣。右尺见弦，上冲及关，肝家之邪，下乘肾脏，复传而侮脾土，非风势昌炽不及此。

夫人身之气与天地之气相通者也，内风动则与外风相召，同气相求，势本易合，而血出过多，脏腑空虚，又有余地以容之，外风有不乘隙而入者乎？外风入则内风因之愈炽，其势何所不至？故其现症也，攻于后则腰背作楚；攻于前则脐腹俱疼；攻于下则气从下溜，无便而常如有便；攻于上则气从上

卷

三

升，嗽血而兼以呕血。脐下为男子之气海，正气亏而外邪据之，故板硬而如块。左右本阴阳之道路，脾阴虚而肝气乘之，故坚结而苦疼。凡此诸症孰非风邪？不然，世上不少失血之人，不过发热作嗽而已，甚则厌厌待尽而已，几见有腹背腰脐忽鼓忽结，处处串疼，而为之呻楚不宁者乎？

曰：内风何自而动？外风从何而入？

予曰：水亏则木不荣，血虚则肝失养。燥气生风，天人一理。至于外感之入，谁能定之？鼻有呼吸之通，口有咽喉之路，五脏留隙于俞穴，皮内开窍于元府，风固善入者也，何途不可？

曰：是则然矣。然既确见为风，何以必不可除？

予曰：此则病之为也。经络之风提之可从皮毛出，脏腑之风驱之可从大便去，治法惟此汗下两途，而此病皆不可用。夫夺血者无汗，夺汗者无血，经之明训也。此病半载失血，汗从何得？强发其汗，不愈耗其血乎？饮食日减，大便日频，因之不暇，何敢言下？且夫驱风之药，其性皆辛散而上窜，孟浪用之，未能及风，先动其血，血为药迫，势必大出。呕嗽未止之时，益之以大涌大吐，转眼生死不可复挽矣。此病当从长治，难言标本也。

曰：长治云何？参、术、地黄亦在所禁乎？

予曰：前日未见脉症，大概言之。此症已经发热，不受参、术，地黄非所禁也。遂重用白芍、龟板、阿胶之属，而少加明麻、僵蚕，微微搜剔其风，以其性降而不升，兼可利痰，姑用之。

服二剂，呕嗽多出血沫，大便更多于前，兼下死血如胶漆，而右尺之弦脉则变，左关之大者稍平矣，腹中坚结之处，亦柔和不苦疼。蓼峰兄以泻多为忧，予曰：药用纯阴，本易作泻，当以微阳济之，病本未易拔也。加用茯苓、建莲、山药之属，泻止，饮食进，血亦不出，大有转机矣。然以此子之性情卜之，恐此病终不易为也。

议从侄孙昭瑾病并详治法

从侄孙昭瑾，年二十。丙辰春，咳嗽吐血，诊其脉，数而短。嘱令服药，漫不在意。丁巳五月，病大遽，咳嗽发热，过午尤甚，兼之喘渴呕吐，胸膈痞闷，皮肤枯燥，大便溏泄，饮食减少，脉数更甚于前，然浮之有余，沉取无力。为立案曰：

此阴亏阳旺之证，古所谓虚劳，世俗所谓发热症也。经云：阴虚生内热。惟其阴不足，热自内生，故时交阴分而热尤甚。咳嗽喘闷者，肺受火烁，气不下降，故冲激而上逆也。逆之甚则胃气亦随而上，故呕吐。呕吐则伤液，热复蒸之，安得不渴？此肺与脾胃之病。

皮肤枯燥，肺病之外证也；食少便溏，脾病之内证也。兼之面无血色，脉来空虚，心阴之亏可知。心肺脾俱病，此症不为不遽。然少有可望者，行立尚未需人，肾经犹可支持；爪甲未至干枯，肝阴犹能外荫；而肌肉瘦削之中，犹未至骨锋尽露。是脾虽病，而亏损未尽，犹有可转之机。特其中治法缓急，有不与他证同者，此又不可不知也。

盖凡阴虚之证，最忌有汗，而此证必须少透其汗；阴虚之证最忌泄泻，而此证不可竟止其泻；阴虚之证自当养阴，而此

卷
三

证必须清热，而后养阴。其故何也？阴虚之脉数，其本象也，然多见于沉部，不能浮于肌表。此症六脉俱浮，必有风邪郁于肺家。夫风，阳邪也，郁而不出，外热与内热合邪，无论传变不测，止此咳嗽喘闷诸症永无痊期矣。此其不与他证同者也。

若肺脾之热不清，则大肠是其去路，正借传导一支，少泄上中二焦之热。当此之时，遽以涩剂固其肠，肺脾无移热之处，非停而生痛生胀，则逆而更呕更喘矣，泻可止乎？此又不与他证同者也。

至于养阴一说，本属正治，然泻未及止，热未及清，而遽用滞腻之阴药使其去而不留，不过如食下之后完谷而出，何益于阴？使其留而不去，经邪热之熏灼，势将结为痰涎，恐其滋于血者少，而妨于气者多也。此又不与他证同者也。

吾为酌立规模，此证当分三截立治：目下先清肺脾之热，凉以折之，苦以降之，清以润之，而少加辛凉以透其表，使风邪外散，热必内退，诸症自见轻减。然后由肺脾而侧重于肝肾，阴药必须加多，阴虚之正治也。俟真阴既足，邪热全退，咳嗽全止，然后阴阳平补，脾肾两脏实归根，立命之处，人人所共知，无待复言者也。虽然此症去岁春间已兆其端，彼时吾已言及，疏方不用，以有今日。此时期为桑榆之收，固已失之太晚，若更保养不慎，服药不终，病必加重至肌肉消尽，骨痿不起之时，则不可言矣。

夫天下悻戾自用之人，皆薄福之人也。医病必先医心，慎之慎之！

辨张甥存政病并治验及后致变之由

张甥存政，长妹之次子也。丁巳新正，偶冒风寒，咳嗽发热，不以为意。积三月，嗽热渐重，兼之腰股痛楚，肩膊尤甚，饮食几废。

予适过之，诊其脉，浮劲而数，责问长甥存吉，弟病胡不早治？

存吉曰：久欲为治，弟固言无妨，迟日自愈，不料一旦疼痛如此。

予曰：初病时，绝不疼痛乎？

曰：彼时止言头项痛，止缘数日之后，头项痛止，故冀嗽热之自愈，不然，亦久为调治矣。予曰：头痛项强，太阳病也。此症起自正月，彼时天寒衣厚，风不能入，缘风池、风府两穴在项启发际，风寒由此而入，故痛现于头项。夫太阳受病，止应发热，不应咳嗽。其同时而嗽热俱起者，必更有风寒之邪，从口鼻而入，中于肺脏也。一日之感，从后入者中于经，从前入者中于脏，内外俱病，不为不重，不借药饵而望其自愈也难矣。且风寒在肺，正气不能外运，而太阳之邪乃得由头项而串于肩膊，抵于腰股，此皆其经络之所及也。头项之痛自止者，邪迁于他处也。夫邪在太阳，浸淫至于三月之久，此不可以言感，盖已着而为痹矣。再复不治，入于腑则膀胱病，必为胞痹；入于里则少阴病，将为肾痹；重以肺家之邪，变寒化热，生死何可预料？养痈贻患，莫甚于此。吾为搜而去之，非多药不可也。

两甥唯唯。乃为订疏风散寒之方：服二剂，漠若不知。

予曰：脉来浮劲，本应温散，以浮中带数，内热已成，故不用温而用清。今邪气不解，不得不用温热，姑以甘寒为监制，勿令内伤肺脏，候痛止之后，咽喉不愈，再为清解可也。盖此时存政已患咽痛矣。乃用桂、麻、参、附、归、芍、杏仁等，而以石膏为反佐。服二剂，汗出甚多，疼痛尽止，热清嗽亦减，而咽喉之痛则浸加重矣。转用清解，二剂遂愈。

数日复病，视之，则风寒复感，太阳又病矣。复与发散乃归。其后又病，二弟辉照愈之。其后又病，予复往视，因谓之曰：汝病已五月，时轻时重，嗽热尚未全止，外感已经四次，若复不慎，虚弱之体，岂堪屡感？转成弱症不难矣。此番愈后，必谨避风寒，勿更犯也。书方与之，病良解。

至六月初旬，嗽热俱止，自谓无患矣。一日大风骤雨，披衣不及，寒颤交作，顷之大烦大躁，一夜不宁。予闻往视．则所感更重于前。

长妹泣曰：此子屡痊屡犯，将来势必不起。渠祖父以来，皆以发热死。此子前日发热作嗽，吾家老人已谓与祖父同病，今复如此。若真象外感，犹尚可为，若阴虚作热，则鬼箓中人矣。奈何？

予曰：汝家前人吾不及知，止妹夫当日确系风寒外感，得之马上，误用庸医，一见嗽热，便为阴虚，补而又补，遂致热者益热，其后吐脓吐血，肺胃俱伤，避人畏客，心窍已迷。乌有内伤发热之症而迷罔如此者？

此子前日发热作嗽，本太阳与肺家之病，辗转既久，阴亦未尝不虚。然由外感累及阴分，病本不起于内，故外邪解而阴亦易复。其所以屡痊屡犯者，汗解之后，腠理虚疏，风寒易得乘间内侵。究之入者甚易，出亦不难，故稍一发散而风寒尽解。若系阴虚作热，其能屡当汗剂乎？且阴虚之嗽，发于下焦，其音中空而近于燥。此子之嗽，发于胸中，其音中实而近于湿。阴虚之热盛于晚间，扪之热自内泛，愈久而愈重。此子之热，盛于午后，扪之热在皮肤，愈久而愈轻。其他恶食恶烟，作满作疼种种现症，俱属外感所有，而为阴虚所无。若作阴虚治，此时久已难言矣。况前日热嗽已止，可知不是阴虚。此番久病之后，暴受风寒，来势凶猛，安得不热？又且风邪内郁，寒气外束，烦躁无汗，与伤寒大青龙汤症同。阴虚中有此症，则天下阴虚之人皆旋病旋危，必无有历平载一年者矣，有是说乎？此病仍是外感，无可疑者。乃用甘寒解表之品，一夕连与二剂，汗出津津，热减大半。

次日书方毕，适以事归，数日复返，则余热郁为斑疹，已隐隐满身矣。因指谓其家人曰：阴虚中有此症乎？皆曰无。复与透表之药。次日，热清食进，以胁下痞硬，小便不利，用旋覆代赭汤加猪苓、泽泻等，促令急服。

长甥曰：病已愈，缓调不可乎？

曰：此系积水，必非一日之故，故若不立为解散，非上而作呕作喘，则停而为胀为疼，甚则溢为肿胀矣。涓涓不塞，尚令积为江河乎？

服一剂，满腹水响，漉漉有声，从胁下直趋小腹。予曰：可矣，此必大小便俱利。促令再服，乃归。盖风寒之邪，至是尽解无余，予亦以为无患矣。五日复感，凶危弥甚，气促胸满，殆不可支。病数日，予始知，急驰往视，则病势弥留，不可为矣。

噫！长妹孀居二十余载，仅得二子成人，复夭其一，多病之躯，何以能堪！予之悲是甥也，又不仅在甥矣。

议王敬轩乃郎病并治验

此本咳嗽吐血症，起于肺，延于胃，缠绵不已，渐渐发热。至今肺胃痰实，壅遏气道，咳息不利，为膹为喘，郁极热甚，烁伤真阴，病之危迫，何待复言？

夫吐血本伤阴之甚者，阴已伤而热烁之，日耗日涸，并衰残之微阳亦不能配，乃成骨蒸之热。目下脉来细数短促，叁伍不调，忽行忽止，乍大乍小，根脚已无，败象全见，一不治也。热盛痰多，二不治也。大肉消脱，三不治也。音哑无声，四不治也。大便过频，小便过少，五不治也。具此五不治，实属十死无一生之候，欲于死中求生，不过勉尽人事，侥幸于万一耳。

然予至此七日矣，细心察之，又于不治之中，而得可望者五。以脉言之，其参伍不调犹是也，而细者渐大，短者渐长，根脚已渐固，是其所以忽行忽止者，痰壅经隧，脉来不利，得间则奔窜而前，被阻则淹滞在后，非脾败之征、命绝之说也，是为一可望。前者咳嗽干涩，痰不易出，每逢过午日夕之时，热在胸膈，如炎如焚，口不能言，身不能动。今痰出渐顺，热亦渐清，扪之如前，问之无苦，是其热已外散，而不尽内郁也，是为二可望。惟大肉既消，一时岂能遽复，然前者食多便多，是即胃火克食，脾阴不守，大非病者所宜，今饮食从容，

不多不少，既无邪火杀谷之患，自无壮火食气之忧，形之复也
有兆矣，是谓三可望。音哑无声，肺金受病，此本娇脏，最易
伤残。然为肺坏之音哑，则必一侧而卧，咳兼脓血，腐败如
粥。为痰锢之音哑，自当转侧不废，咳唾稠黏，别无败血。今
痰无血丝，辗转如常，其非肺坏可知，又兼连朝以来，渐能发
声，何患热尽痰清不复清肃之常度乎？是为四可望。至于大便
之频，本来不是破腹，其所以频者，真元衰也。惟脾阳不举于
上，肾阴不用于下，是以大便日多，小便日少。今小水渐长，
真阴渐复，关门自有扃键矣，是为五可望。

　　夫难测者，命也；可凭者，理也。此病于五不治之中，调
之而得五可望，未始非吉凶转移之机，然阴亏已极，阳微已
甚，痰涎之内蔽者方深，邪热之潜伏者不少，于此言治，危
乎？微乎？非鲁莽胶固者之所徒能问津也。何也？阳微则当补
气，阴亏则当补血，补气莫如参、术，补血莫如地黄，此举世
所共知也。而此时此症，参、术、地黄皆有害。

　　夫今日上党之参，非昔日之比也，辽参不可得，不得不用
此种，又多赝伪，故其性不淳良，反多燥劣。术性之燥，抑又
过之。当正虚邪旺之时以此补气，果其所补者无形之元气乎？
抑易动之邪热乎？热得参、术，必将大炽，是适以伐垂绝之阴
而助炎上之焰也。地黄尚有佳者，而痰涎方盛之会，又苦其滞
而泥膈。夫养阴之药，非下咽而遂达于阴也，脾胃输其气于
肺，由肺而散布，始得各归其所之。今肺胃尽是痰涎，地黄又
属浊阴，阴精上奉，同气相得，早已进化为痰，黏合胶结而不
可解，岂复有余气下输肾家生无形之真阴乎？必不能矣。

　　故此一症也，参、术禁，地黄亦禁。推而至于芎、归，性

动而气温，又血家所最忌，不待言矣。然则此症之治，如之何而后可？

曰：养阳而勿助其热，养阴而勿生其痰。结痰不动，活之使得渐开；邪热上泛，解之勿令速尽。夫热为邪热，何以不令速尽？以此症阴亏已极，阳微亦甚，借此邪热支撑旦夕，一旦退尽，势必不复起动。又恐清冷太重，伤及脾阳，元阳与邪热并退则饮食不进，肤冷肢硬，朝不及夕矣，热可易清乎哉？

总之，此症危险已极，治法不得不慎。治得其法而终不得生，病也，亦命也。治失其法而遂不得生，病也，则不得尽委之命矣。司命之谓何？岂可以鲁莽之见、胶固之胸轻焉以尝试哉？

议潘开瑞乃郎病并详治验

潘开瑞次子，年甫十七，久病虚弱，将成怯症，父兄不以为意，适予在夏阳，病人自来求诊。

诊毕，为立案曰：六脉细数，阴阳俱属不足，左三部更细于右，血分之亏较气分为尤甚。少年何以得此？此岂少年所宜有之脉哉？然此脉已见，不容不借资于药饵。先天不足，补以后天，此亦人事所宜尔。而补养之中亦有数戒，犯之则适以增病，此又不可不知也。

一戒参、术太早。夫补气之品莫粹于参、术，然必阴能配阳，方可借之以滋气。此病真阴已亏，方恐发热，骤投参、术，是助阳而使之亢也。阳能骤长，阴则岂能顿生？朱丹溪曰：气有余便是热。此其不可犯者一也。

一戒归、地太重。夫补血之药，莫善于归、地，然必气能载血，方可惜之以滋阴。此病脾阳不宣，方恐作胀，过用归、地，是阻气而使之滞也。气不能运，血又岂能自滋？张景岳曰：气不足便是寒。此其不可犯者二也。

且以少年见遗精之症，封蛰之本不固，此非真元失养，必系邪火炽盛，则培补之中，滋肾阴先虑其助相火。平时有阴缩之疾，宗筋之润不周，此非暴寒内乘，必系热灼筋短，则调治之法。补脾阳尤患其燥肝阴。兼之小便前曾癃闭，近复见血，足少阴、太阳两经固属亏少真阴，实亦伏有邪阳。经所谓胞移热于膀胱，则癃闭溺血者，此也。此其症为尤甚，若不驱除，久必为累。若肆行清凉，势必伤其脏腑，元阳不运，少腹之疼立现，小便之闭难通矣。此其不可犯者三也、四也、五也。具此五戒，何施而可？

惟于补之一法中分为六法：始用清补，中用侧补，末用平补、温补，此前后之三法也；上焦主以清，中焦主以和，下焦兼主以清和，此药中之三法也。神明于法之中，变而通之。阴阳不足，听之先天；奠鳌立极，归之人事，乌有少年男于气血方长不日健而日壮者？虽然，此病必有所由起，其渐积至此之故，惟局中人自知之，惩其前而惩于后，乃可与语药饵之功矣。夫病未形而其端已兆，知而不言是谓不仁，言之未免骇听，然已如此，犹幸咳嗽未作，泄泻未见，肌肉亦来甚损，及早图之，犹可挽回。请更质之高明，试问予言，其果谬焉？否耶？

议温热初病不可早顾阴液以生痰

　　张太史叔举，同榜兄弟也。病温甚重，予适在都，往候之。见所服方，多养阴之品，而地黄为尤多。入视其症，脉大甚热，大渴引饮，烦愦不宁，阳明症也。出谓乃郎贡教维垣曰：尊翁此症，不宜地黄。为书白虎汤，并立案付之。维垣竟进前药，其夜躁不能卧，痰涎壅盛，急延予至，重用清解数剂乃愈。

　　青州黄某客于京，亦病温，屡医无效，胸膈满甚，喘息不利。以同乡之谊，倩人延予。视所服方，亦与张等，重予清解，二剂乃瘥。

　　客谓予曰：古人温热之治，首要在于顾阴，以温本阳邪，阴先受伤也。君独不用地黄，何哉？

　　予曰：此有两解，诸君自不察耳。其在高年之人，精血已匮，又或久病之体，津液无多，一旦病温，虽有清热胜火之药，而真阴告竭，外无从化汗而解表，内无以润肠而去邪，不与生津化液，则坐而毙耳，故治法莫急于顾阴。顾阴者，阴本处于不足也。若壮人病此，其营卫之气血、脏腑之津液，皆足以敷传送药力祛邪胜病之用，所患者治之不速，热邪愈入而愈深耳。

　　夫血盛则气亦盛，气盛则热邪借势沸腾，亦无往而不胜。故在表则表实，而汗不易出，入里则里实，而便不宜下。此时不急于疏表清里，而更用滞腻之阴药滋其阴津，不适以阻宣通之机而碍病邪之去路乎？

卷
三

且夫血气俱盛之人，不患津液不足，而患痰涎过盛。痰之结也，热为之，痰之生也，则液化之耳。热盛液多，方虑灼而为痰，结而增病，而复以纯阴之地黄扬其波而助其润，则气因以不利，而烦躁痞满之症俱起矣。张公之躁不得卧，黄君之闷不得息，正是地黄滞腻增痰聚液之故。吾取气味极清之药，煎之取其多，则散布易周；澄之极其清，则流行甚顺。俾解表者速达于外，清里者不留于内，凡一切滋润不灵之品，犹且摒而不用，而何以地黄之滞腻为哉！客曰：善。

议温热久病当急养阴津以待汗

有温病者，延予求救，李姓而名不传。其人依壁坐，肉枯皮燥，瘦面如柴削，与之言，直视而不答。旁人代白；是病逾三月矣。两耳石聋，出语不清，亦莫知其中之所苦。令与粥能吸能咽，而余米于口。问其小便，则仅有而无多也。诊其脉沉细欲绝。

予为书方，老仆私禀曰：此直一人干耳，治将奚为？

予笑咄之，为书地黄两许，加归、芍、麦冬，阿胶之属，而少用党参以领其气，兼佐陈皮以防其壅。一剂辄有起色，再剂皮肉活动，能听能言，饮食大进矣，遂微汗而愈。

又黄姓女，年可十六七，病温百余日，气息微甚，其母扶使就诊。甫坐起，昏然倒矣，定醒逾时始诊之。其脉细而无力，不浮不沉，重与地黄、归、芍养阴之药，佐以党参，少加柴、葛以领之。一剂微汗，再剂遂大汗解矣。

此二症之愈也，皆以地黄之力。

卷
三

　　客谓予曰：君在京都，治张、黄二君之病，皆不用地黄，兹何用之多也？

　　予曰：前固言之矣。病久阴亏，则先顾阴，正治也，何可执一？请为君更详其说。

　　经曰：汗生于谷，谷生于精。久病之人，谷养不续，胃口天真之气，不绝如缕，犹能化汗以病乎？汗不化，病卒不可胜，而又非病之本不可胜也。无胜病之具，则虽以衰弱易胜之病，而亦蔑以胜之矣，如此二症是也。夫此二症，非温中之大症也。温热之杀人，只在六七日、十余日之间，何待缠绵数月之久？病至数月，其为病也本不重，则其为热也必不深，徒以治失其宜，至令积月累日，人困欲绝耳。夫人之一身，阳为易生而阴最难复者也。

　　此二症者，阴阳俱属两竭，而不助其阳，谁与领邪以返表？不滋其阴，谁与载邪以出里？然使阳药与阴药平用，则阴未复而阳将骤长，又恐其煽已熄之焰，而燃未烬之灰矣。故地黄之于温热不相宜之品，而久病虚羸则不可以不用。盖阳微欲绝之时，既不患蒸液以生痰，而阴竭不续之会，亟取其补水以生津。津液一滋，脏气潜通，肌肤腠理之间皆有交通互贯之势，而皮之枯燥不润者，乃隐隐有欲汗之机矣。经曰：味归形，形归气，气归精，精归化。岂能作而强致也哉？

　　且夫汗与津液，一表一里，一别名也。非津液不能为汗，非谷精不能为津液，而积久不愈之温病，但有余热以耗液，岂能强食以化津，不借资于纯阴之药力，则病之解也无从矣。借阴以化汗，借药以养阴，增痰腻膈之地黄，至此遂为大宝，顾可弃而不用耶？经言治病必察形之肥瘠，正谓此也。既以语于客，因类叙而并志之。

议从姊丈张蓝哇病

从姊丈春月病感，夜使延予。予适以积痹嗽血，兼冒风寒，谢不能往。比明，延者复至，知其病之亟也，强往视之。其脉浮而大，数而不急，头疼身疼，发热有汗，胁下疼甚且填胸膈，咽喉肿疼，喘息不顺，小便短赤而热。前夕始病，夜已昏沉二次矣。

出见医在客座，迎予问曰：病系何症？

予曰：温症也。

曰：吾固谓是温症，方已书，专待君来商。

予曰：此虽温症，亦犹有辨。

其脉浮大而数极，是温病之脉，但数而不甚，其为病也，亦非潮高浪涌凶猛险恶之症。只头痛身疼，发热有汗，足以尽此病、符此脉矣，其胁下疼痛诸症何来乎？夫胁下疼为少阳现症，此症一见，必兼见少阳弦细而长之脉。咽疼者，为少阴现症，此症一见，必兼见少阴沉细而短之脉。今此二脉不见，而胁下之疼，结而上攻，并胸膈而为之逆满；咽喉之疼，肿而内闭，并喘息而为之不顺，此非温之一症所能概也明矣。

且此病脉不甚数，热必不甚，不应始病而即见昏沉；病才半日，邪未入腑，不应便少而兼见赤热。此皆可疑之处，不可以温病论，即不可以温病之治治之也。

曰：君以为何病？

曰：此温病夹痧症也。痧之名不载于经，仲景谓之阴阳

卷

三

137

毒，世俗谓之痧瘴，亦曰瘴气，天地不正之邪气也。此病定是感温之时，兼感此气，以其气由鼻口入，咽喉先受其毒，故疼而且肿。胁下疼甚者，春令木旺，肝气用事，故邪气适合于肝气而结于胁下也。肝主疏泄，邪气乘之，其气横溢而上窜，故胸膈俱填，填甚则喘矣。且喘且膜，肺气亦不下降，小便失其化源，故短而赤热也。神识之昏沉，亦是此病所致。若不急治此病，而但与清热解表，温与痧夹，岂能独退？即幸而退，而痧之为害，岂不更烈于温病哉？其杀人只在三、四日之间，不可不早图也。

医曰：是矣。吾乡近有病温者，以温法治之多不愈，大都三、四日死。噫！即此病乎？

予曰：决是此病。以经考之，温非杀人之症，其两感者，犹能六日。夫病至两感，温热之极重者也。一日而病两经，至三日而六经俱病矣，脏腑不通荣卫不行，昏不知人矣。而阳明一经气血俱盛，不能遽就枯灭，必俟再历三日，阳明气尽而后死。阳明一丝不尽，人犹未遽死也。病温而死于三四日之间，不兼痧瘴，何为害之疾速若此？

医乃请予立方，予以清热解肌之药治其温，和入紫金丹，以治其痧，一剂而痧症解，再剂而温病退，三剂而脉静身凉，病全瘳矣。

议张姓某温病

张姓某者，德州人，年二十许，病温于舟，同伴为之求予。

卷

三

予曰：昨犹见之，且饮且歌，今日遽病乎？

曰：病甚。昏迷不醒，呼之不应，与之水则饮，不与之不索也，便溺皆不自知。

予过其舟，令舁出舱外。视之，面油然渥赤，闭目不言，手足亦不能自动，舌微胎而紫胀，脉数甚，可七八至。曰：此大危症。彼无亲人，不如勿药。舟人固求。

有田姓者颇知医，问予曰：始病即昏迷，何也？

予曰：温热疫疠之症不同伤寒，往往于发热之始表里同病。其但见阳经症者，太阳为表，阳明为里，病虽重犹可治，为其邪尚在躯壳也；其兼见阴经症者，三阳为表，三阴为里，病甫见即属危候，为其邪深入脏腑也。如此症身热如火，面赤饮冷，阳明太阳病也。闭目不语，手足不移，少阴证也。此已阴阳同病，法在不治，而尤危不可为者，又在昏迷不醒、便尿不觉与舌色紫胀之三症。此虽热盛神昏，终是心包受邪，心为君主，病甫起而邪已乘之，安得不危？

曰：若然，可用犀角地黄汤。

予曰：不可。此症本属不治，即用药亦不可直泻心经。古人于此往往失于审理，吾为君悉言其义。

夫心有包络，位于膻中，心君之外廓，内护之禁垣也。心无受邪之理，此热入心包，气血沸腾，神明为之昏乱矣。故古人遇此，遂有泻心，导赤诸汤剂，其实并非泻心，乃泻其经、泻其包络也。然已逼近紫闼，震动内廷矣。泻心不已，能保天君常泰乎？且夫病岂一言所可概，亦顾其大小、轻重何如耳。若只心包有热，他经无病，一泻心而天君安谧，若之何不泻？

今此一症，外而阳明、太阳，内而少阴、太阴，膈之上，膈之下，皮里腹中，无非热邪弥漫，而先用犀角以泻其心，心之热一减，心之气必虚，他经之热邪复乘其虚而注之，不且如火益烈乎？更将何以善其后？夫泻热而热复，非治之善者也。再泻而再益其虚，热将更注；再热而再用其泻，虚将焉支？变证必从此加甚，危亡亦因而愈急矣。喻嘉言谓犀角率领热邪直攻心脏，正谓此也。吾为斟酌其间，心包有热且勿泻心，先泻其膈上之热，勿俾自上而下移；再泻其腹中之热，勿俾自下而上蒸。百脉皆心所合，从肌表以透其汗，勿悍外邪寻隙而内侵。小肠与心相表里，从膀胱以开其窍，勿悍内邪欲退而无门。上下四旁热势一减，膻中包络之热自徐徐而退移于他经，更于他经行其泻，则逐寇郊原，任我攻击，不至犯至尊之驾，而天君坐享清平矣。较之排闼入宫、破壁取贼者，其安危得失何如哉？特此症为至凶极险之候，即用此法，亦难保一定得生耳。

田姓曰：此真高见，知出古人之上，余今日乃闻所未闻矣。遂祈予书方。

予用川连、黄芩、栀子凉其上，芍药、石膏、花粉清其中，滑石、木通、泽泻理其下，而重加柴、葛、薄荷以透其表，重逾六两，令多煎而急服。一剂得汗，神气少清；再剂，大汗淋漓，病遂如失。此固借有天幸，亦其病才一日，气血未亏故也。若再逾二日，则决难为矣。

议族弟继湖妇病

族弟继湖，道千公之次子。其妇李氏，产后一日而疟，寒热并重，败血因以不下。十余发后，疟渐止，而腹痛大作，上膜胸胁，甚则昏绝，饮食不下，强进则呕，兼之心中烦热，神气昏愦，小便短少，大便溏泻。比予见时，已弥月矣。

诊其脉沉而细，且涩且数，根脚尚固。谓道千公曰：症虽危，脉犹可治。前日曾用何药？道千公取方付予，则皆温径、活血、破滞、止泻之品，正治也，而每服则病辄加重。予为沉思，药非不合，何以加病？忽悟曰：此症尚有外邪。六脉沉细，此久病之正脉也。败血未下，兼涩则宜，其数何来？此非疟邪内归，即是寒邪外染。近来疫气盛行，壮人犹或不免，况以产后久病之体，有不乘虚而中者乎？由此言之，前方为不对矣。

温经则益其热，破滞则损其正，和血犹为无碍，止泻适以固邪。邪以固涩而不得下，乃串扰腹中，挟败血而作疼、作胀、作呕矣。且神气昏愦，甚至目不识人，非外邪安得有此？

道千公曰：前日大热大渴，时静时烦，吾亦疑有外邪。因连日以来，热退渴止，转而腹疼作泻，不似外感。医又佥云脉沉，故皆从产后立治。今当何如？

予曰：外感之治，汗、吐、下三法而已。今热退脉沉，邪入脏腑，安可复汗？呕哕已多，病未见减，安可复吐？惟泄泻是邪之去路，然已日行十余次，方虑正气随之俱竭，安可复泻以益其虚乎？惟当急利小便，导引邪热从膀胱而下。膀胱之气一顺，则热邪可以渐去，正气不致日损，膜疼烦呕诸症自见轻减，而肠胃之邪热亦可移而归之小便，而泄泻自止矣。特此外尚有两死，不可不虑。

道千公曰：更有何死之足虑？

卷

三

予曰：败血之为害也。产后一日，恶露即止，其败血之蕴于腹中者，正复不少。前日疟作而寒，经十余次之缩栗，早已提入各经。近日疫盛而热，经十余日之燔灼，料必结为硬块。在经之血非利其气不能下，已结之块非破其坚不能出，试思此时之病躯气血尚有几何？可以破气而攻坚乎？夫膜疼、呕泻、昏愦、烦热，现在之诸症也。现在失治，不过膜而死、疼而死、泻久而死，余皆不死矣，此人之所共知也。惟诸症既退之后，败血骤下而不可止，则阴尽阳越，将有虚脱之患。败血终止而不下，则积成块著，即是症瘕之根。虚脱死也，症瘕亦死也。有此两死，岂膜疼诸症一止而遂为愈乎？

道千公忧曰：奈何？

予曰：此亦视乎治法何如耳。败血业已不下，其散在经络者，愈行则愈远；其聚在胞宫者，愈结则愈深，必俟他症既退而后图之，晚矣。及今为日未久，方以小便一途开外邪之去路，而即于方中立以养阴之药，阴复则热自退，而膀胱之气化日充；佐以和血之品，血和则气益顺，而巨阳之引经不滞。此于外邪之正治，有相资而无相妨，迨外邪渐尽，败血渐动，而真阴亦已渐复，可无虚脱之患矣。惟现在正气过弱，不堪胜领载之任，将来败血即动，亦未必能从容顺下，而预用补气之味，又为外邪助势增热，此处殊为棘手耳。然而消息于邪正进退之间，亦可委曲以求济，语所谓活法在人，未可先事而预定也。

道千公遂恳坐治，予以茯苓、半夏、橘皮降其逆气，当归、芎、芍养其阴，而加以元胡、鳖甲、红花活其滞血，泽泻、猪苓、木通利其小便。再剂，小便利，遂去木通。再剂，

邪热平遂加党参。数剂之后，诸症全退，败血徐下，饮食亦大
进矣。调理十日，而病瘳矣。继湖请为案，予乃录而志之。

议郭凝秀乃郎病

郭凝秀乃郎，仲秋病感，屡经误治，日益沉重，至仲冬，
衣服衾褥俱备矣。延予往视，诊其脉细而不数，往来有神，许
以可治，期之三剂愈。凝秀不信，固请缓期。比服药，一剂而
效，果三剂而病退十之九，惟小腹尚余微痛耳。适以事返，数
日复使延予。及至，问之，则又以误治，旧病复作矣。

嗟乎！治之已好，又误如此乎？不可以不案。遂为案曰：

此本伤寒证，始误于攻下太早，继误于改途谬治，终误于
寒热杂投，攻不敢攻，补不敢补，以致病邪绵延，气血俱亏，
直至今日三月之久，而病本不拔横生他症。此俗医之所以不识
为何病，而治以增重也。

盖此病之初起也，发热恶寒、肢体疼痛而无汗，明系伤寒
外感。此时只宜温散解表，即有宿食不化，亦宜俟表解之后，
再为消导。其胸隔烦闷，作痞作热者，乃寒邪外锢，阳气不
宣，郁闭而现热征，仍表证也。误以为里实，而峻剂以攻之，
一日洞下十二次，正气从此大亏，表邪因而内陷矣。此始治之
误，攻下太早为之也。

夫表邪内陷，从阴化寒则现寒证，从阳化热则现热证，此
一定之病情也。此病误下之后，大烦大热，肌肤如蒸，明是邪
从阳化。此时只宜清热兼以养阴之药，培护真阴，滋养血液，
病邪犹可渐解。其日夕大寒，夜复大热者，乃少阳现证，未尽

卷 三

143

陷之表邪，与未尽亏之正气，进退乘除，更互相拒而致此也。误以为疟，而常山以损其正，草果以助其热，病势从此大坏，治法亦从此大乱矣。故枳、朴以消胀，胀未消而阴液愈涸；参、术以养正，正未复而阳邪愈增。此中治之误，改途谬治为之也。

及乎留连日久，阴阳俱虚，病邪无气血之助，而表热里热乃尽聚而结于肠胃。此时皆知其可下也，而正虚已极则不敢下；皆知其可补也，而邪居于中则不敢补。于是且寒且热，半补半攻，多日不便则导以去之，苟以图目前之安，而缓以待后日之瘥。不知寒本伤荣，热复耗液，荣血与津液俱涸，其结聚之病万万不能遽下。强用攻药，不过从结旁冲开一路，药汁从此溜去，而病之结而不动者，仍如故也。用攻用导，徒伤脾肾之真气而滋其病耳。迩来热邪日退，病势愈增，此又终治之误，寒热杂投为之也。

夫伤寒，主病也。伤寒误治，伤寒之坏病也。古人遇此，皆有成法。此症屡误再误不一误，遂令伤寒正病中无此病，伤寒坏病中亦无此症，纷纭错杂，疑寒疑热，似虚似实，而望俗医之识此症也，难矣。

姑以现在之症言之，腹满、胁胀则似乎实，即或以久病疑虚，其呕吐之水何来乎？或酸或苦，动辄大呕，使膜胀皆无形之气，必不能化有质之水也明矣。以此为证，安得不从实治？不知实胀之脉，坚大以涩；病者六脉俱细，举之似弦，按之无力，乌得指为实胀？

其所以支膈胀胁者，血亏而肝气横行，脾虚而中气不运，重以屡下伤阴，肾气不守，下焦之浊气，随肝气而上乘清道，安得不作膜作胀乎？

至于呕吐之水，亦日饮之汤茶不能渗于膀胱，随逆气而冲突上泛，乃巨阳不能引精之故，非胃满而不能容也。此似实而非实，俗医之所不能识者也。

下厥上冒，昏不知人，则指为热，即或以久病疑寒，乌有寒而昏冒者乎？且其舌苔纯黑，时而干涩，以此为征，安得不从热治？不知热邪之昏人，其先必见谵狂，其后必兼烦乱；寒邪之昏人，先时绝不愦妄，过时旋自清白。

此症神识不变，语言如常，惟当脐一痛，上贯心腹，则目吊口噤，昏不知人耳。此正阴盛阳微，肾气凌心之验。夫肾，水脏，为阴中之阴；心，火脏，为阳中之阳。肾气凌心，水来克火，阳为阴掩，心中之神明全被浊阴覆被，安能知觉如故乎？其气上凌之极，遂从上窍越出，是以鼻口气凉，全现寒证。舌苔独黑者，火受水克，而从水化也。要其色亦黑而间青，终不似阳热之舌苔，由白而黄，由黄而焦，由焦而后黑之比也。故时而干涩，不旋时而濡润矣，是津液枯涸之故，非热邪炊燔灼之为也，此似热而非热，俗医之所不能知者也。

惟小便少，大便闭，绕脐疼痛，连腰及腹，忽鼓忽下，忽轻忽重，此寒热虚实杂错之症，不可归之一途，何也？屡下之后，下焦不能不虚，亦不能不寒。然而来尽之余滞，终属邪热结成；未尽之邪热，即是实滞尚在。将为其寒而温之，则余烬恐其复燃；将谓其热而凉之，则久冻不可加冰；将谓其虚而用补，补之则滞者愈滞，多日不行之大便，永无出路矣；将谓其实而用泻，泻之则虚处益虚，乘虚上凌之肾邪，倍益猖獗矣。于此言治，窘乎？微乎？又岂俗医之所能识也哉？

然则奈何？

曰：肝燥而为胀，则理气不如养血之为愈也。脾虚而作膜，则破滞不如益气之为得也。肾邪上而昏然无觉，则益坎宫之阳，水火相抱而气自平。结滞久而干涩难出，则润肠中之燥，血液少足而便自通。至于饮食不进，仍是脾虚为病，脾阳健运而中满除，则食不期进而自进矣。呕水不止，亦由肾邪上冲，肾气一降而小便利，则呕不期止而自止矣。故治失其法，则温凉俱非，药得其宜，则补泻皆当。立于无过之地而缓缓图之，何沉疴之不可起乎？特不可不与主此病者一商也。

盖此病虽经数医，而主之者，凝秀所契厚也，居货于市，近在比邻，每医至，辄与面争，甚或私窃其方，惟予至则避不见。再至，再使延之，谆辞不至。

嗟乎！天下固有畏人之医乎？乃书方，合理中、五苓为一剂，而重加归、芍以养其阴，兼佐半夏以降其逆。一剂再剂，奏效如前。复数剂，余滞得润自下，症遂霍然，不复虞治矣。

议汤君鼻齿病

汤君某翁，年可七旬。鼻塞不通，常流浊涕，时而出脓出血，左颧似肿，齿龈时时肿痛，甚则血溢不止，以至鼻不闻臭，口不知味，逾二年矣。自以为鼻渊也，见予求治。诊毕，为书案曰：

此非鼻渊症。六脉浮弦而劲，风寒并中病也。适中于阳明之经，故鼻与齿俱受其累。经曰：足阳明之脉，起于鼻颏，挟鼻下行，入上齿，环唇挟口。风寒适中于此，结而不散，故即于此处现症。

齿龈肿疼，时时出血者，风以阳邪化热，逼血外溢也。鼻塞不通，常流浊涕，甚则出脓出血者，寒邪外锢，气道不利，风邪内鼓，血液被蒸也。

夫鼻为肺之窍，鼻塞而肺气不和，因而不闻香臭矣。阳明为胃之经，经病而及于本，因而不知五味矣。此症目下犹非大害，积而日久，寒邪不解于外，风邪常郁于中，此阳明一经，萦颧绕颐，人迎、颊车之间，势必蒸聚血液，破皮溃肉而出，此时大疮已成，而望面目之完全也难矣。

及今图之，速以散寒祛风之药直入阳明经络，更以引经药引至其最高结聚之处，可以渐愈。更得外敷一药迎而导之，其效必捷矣。

书方用生黄芪以托里，制附子以散寒，荆芥、防风以祛风，当归、川芎以和血，干葛、白芷导引诸药直入阳明一经，加红花兼令入络，而少加火酒引令上行。汤君挟方去。

或问：此方可必效乎？

予曰：治当如此，其理然也，不效何为用药？至其究竟，或风散而寒犹未尽，或寒退而风犹未解，随症消息，药味不无进退，是又在乎临时之斟酌，难以预定矣。又且此病中之已久，经络内伤，皮肉外变，通窍开结、和血养营之品，非多服不可。若以三五升之汤液，六七次之饮啜，治二三年根深蒂固之病，则决难言功矣。世有服药对症，而病不获愈者，皆此弊也。轻视病而重望药，举世类然，君视汤君能脱此弊乎！或乃唯唯，曰：是不敢知，会当以君之语告之。

议从侄孙昭琡妇病

从侄孙妇张氏，病咳嗽发热，经行不顺，两胁膜疼，时重时止，其脉浮沉俱弱，中部一线，数而有力。

问：病自几时？向治云何？

曰：病起产后，发热食减，近三载矣，不大为累。数月前，肩背腰股处处串疼，转入心腹，其疼益甚。医用桂枝、附子、归、芍等药，心腹疼止，惟胁下微微作疼，遂留丸方滋补。今丸药已进斤许，两胁忽大膜疼，其疼如箕张而上，如鼓击欲出，不可当也，幸有止时，而入夜则疼必大作。

问：医云何症？

曰：医云虚极，气血两亏，所留丸方，亦气血平补之剂。

予曰：此症不为不虚，然发热咳嗽犹为近之，肩背腰股之疼何来乎？肩背腰股疼矣，何以又移入心腹？心腹疼矣，何以又迁入胁下？胁下既已膜疼，又何以时重时止，能张能鼓？症有因而病有原，即此推之，明明可见，而徒以气血两亏尽此症，医又大疏脱矣。

盖以脉言之，浮沉俱弱，阴阳两亏之正脉也；既已发热，兼数则宜，数而有力，则非虚证所宜有矣。又其象只现于中部之一线，是不足之中大挟有余。不足者，正也；有余者，邪也。非外邪乘正虚而内袭，何得于浮沉俱弱之中，现一线有力之中候也？以症言之，发热食减已近三载，气血之虚可知，经行安得如常？

至肩背腰股之疼，明系外邪所伤。伤于寒则疼甚，伤于风则善徙，既疼且徙，风寒并受。在经失治，渐转而入心腹，固已入脏入腑矣。

而此时用药，又无内托外散之品，坐令归于胁下，合于肝木。风得木而愈狂，寒郁久则化热，上蒸肺中为咳嗽，下挟肝气而鼓胀，借非痛有止时，能堪几日䐜疼哉？然而，作止者风之性，此亦天气之自然，亦可即此而得外邪之确症矣。目下此症之治，正固不容不养，邪尤不容不散。夫伤正者，邪也。邪不散，无论正不可复，即幸而能复，而气足血旺之后，腠理闭密，反杜外邪之出路，不知将来又作何症矣。前药阴阳平补，实非治法，已误不可再误，后当慎之。

遂用明天麻、独活、僵蚕，合诸养血理气之药为一剂，再服而䐜疼止。复以小续命汤汗之，热嗽俱减。数剂之后，腹中不复觉痛，腰股微微疼楚。予曰：得矣。由脏而返于经，从此路入者，将仍从此路出也。

会以事返，不及往视，阅数月问之，则诸症俱退，饮食渐进，肌肉亦渐充盛，惟胸前突起寸许，状如覆杯，两股则痿废，屈伸亦不能矣。

予乃复往，问何以至此？得毋又服补药乎？

曰：然。以腰股无力，医令服十全大补汤，愈服愈弱，数剂，遂不能起，竟不解为何故。

予曰：此故易知，前已备言之矣。伤于外邪，邪未退而骤补，安得不起变症？夫风，阳邪也。寒既化热，亦变而为阳。两阳合邪，复以热药助其焰，其蒸腾燥热之势，灼于肺则肺痿，肺痿则气不运；舍于肾则肾痿，肾痿则骨不举。肺肾俱痿，精气两伤，枢折胫纵，筋干急挛之症自以次现，而在上之余热，复聚于阳明之经，在下之邪气，全攻于环跳之穴，此所以胸脯结为垒块，足股不复屈伸也。非养血清热驱尽外邪，而望此生之复能行也难矣。

曰：既为痿证，何以独病下部？又两股俱瘦，自觉骨中空虚，而上身转甚丰腴，何也？

予曰：此有奥理，不阅《内经》，则无从知其故矣。经曰：肺痿叶焦，发为痿躄。又曰：心气热，则下脉厥而上，上则下脉虚。盖痿，热病也，本起于肺。心与肺连，肺热则心亦热，心肺俱热，肾阳自随心火而上，而下部之真阴，亦将随之而上济，则气血全注于上，而下部之留余无几矣。是以上曰有余，下曰不足。上有余则丰腴，甚则经络外壅，如胸前突起是也。壅之甚，保不出脓血乎？下不足则枯瘦，甚者精髓内竭，如骨内觉空是也。竭之久，尚望能转动乎？此所谓下脉厥而上，上则下脉虚也。此时此症，正入此例。犹幸其年力方壮，缓缓调治，将来或可望愈。然大病已成，邪正合为一气，非多药常服不能为功矣。

遂书治痿方，并令以药酒助之。盖至此始自知其非虚劳，而悔补药之误用也，然而晚矣。

议满景华病

丁巳新正，满表兄云衢以母病延予。比至，始知乃弟景华亦病。景华晚景不佳，心常郁郁，至是病甚暴，身热如火，面赤头晕，腰股疼甚，皮肤干燥，忽烦忽睡，六脉沉细至骨，数而无力。

问：病几日？

家人曰：连月以来，饮食减少，昨始健饭。一日至夕，忽大寒栗，燥渴索饮，立尽五六碗，夜来拥被围火，亦无点汗，茶亦不更索矣。

问：小便何如？

曰：自昨日以至今夕，点滴全无。

予谓乃兄云衢曰：此少阴证也。既伤于寒，复染于疫，本是表里同病，以二兄向来体瘦身弱，阴分本亏，是以邪气甫感，遂入肾经。今六脉沉细而数，少阴脉也。面赤头晕，阴虚于下，阳聚于上也。腰股疼楚，邪入少阴，所部受伤也。忽烦忽静，忽渴忽不渴，少阴水火之脏，阴阳迭互现症也。若系阳明之烦渴，则掀衣揭被，饮多喜冷，岂复有不烦不渴时哉？惟身热是表证之常，然皮上无汗，固寒气之外闭，亦邪势之内侵。此病若不急治，更历二日，真阴下竭，邪阳上凑，必昏愦不复识人，此时无论治症难，即饮药亦不易矣。治之期以今夜瘥，勿令进药迟也。云翁诺。予遂书方，干地黄一两半，芍药、泽泻各一两，茯苓、丹皮各六钱，麦冬、木通各五钱，甘草三钱，令取三剂，一夜服尽，遂辞归。

是时已有医在座，不敢任此症也。其夕，复有相识之医二人至，一云病轻，微药可瘥；一云病重，虽药难保。及睹予方，则同声以为不可用。云翁固信予，力主予方，一夜遂尽三剂。比次早，六脉俱起，小便再行。前言重者亦以为可治矣。

复延予至，二医已书方以待，其一颇自高，仰面谓予曰：昨见君方，殊所不解，君既识为少阴伤寒兼染疫气，何以不用表药？

予曰：病在少阴，则从少阴立治，膀胱一途，少阴之近路，即邪热之去路也，表药何为？强用表药引之使喘，迫之动血乎？仲景论伤寒曰：少阴证，息高者死。又曰：强发少阴汗，必动其血，未知从何道出？或从鼻口，或从目出者，是名下厥上竭，为难治。以病者之体瘦阴虚，本不可强责以汗，又兼病在少阴，表药少则提之不动，表药多则升腾上窜之品，竭力鼓荡，必至气涌而上，血随而升，大喘不止，则血溢上窍，是本解其病邪，反绝其生机矣。可乎？不可乎？医者面赤。予遂入诊，谓云翁曰：脉症俱转少阳，可无忧矣。医所定方，正少阳小柴胡汤加减，对症药也。但分量过轻，又无养阴之味，与阴虚之本证未协，吾出语之可也。出以语医，医唯唯，予遂辞归。

越三日，复使延予，则前医俱去，病复大作矣。噫！或云轻，或云重，而一从阴转阳之症尚不能痊，医之为术可知矣。

予既往视，因问：何不留医？

曰：前日身热已退，医以为病愈，遂送之归。不料越日复热，入夜尤甚。

予曰：病在少阴，邪入已深，岂能一时遽解？其暂时身凉者，内热从小便导去，外邪亦必从毛窍泄出。然皮肤之热解，肌肉之热犹未尽解，至肌肉之热泛动，则身又热矣。肌肉之热解，筋骨之热犹未尽解，至筋骨之热泛动，而身又热矣。此必频凉频热，而后渐次就痊。所以然者，阴虚血少，津液无多，势不能酝酿大汗托底送邪以出，故止微微小潮，乃得徐徐热退。少阴之病情，与阴虚之本体，理势如此，吾经之屡矣，无足虑者。仍以养阴清热之药投之，四剂而痊。

议满屡中夫人病

满屡中夫人，年逾七旬。久病沉绵，医以消食、清热、理气之药，屡治不痊，求治于予。

问其症，曰：右胁有块，气逆胸满，胃脘常疼，疼甚则两胁俱胀，殆不可支。兼之心烦而跳，口燥舌干，睡卧不安，饮食不进，上身苦热，下身苦凉，小便时而热赤。诊其脉，右寸关浮而动，按之全空，左寸关沉而郁，举之全无；两尺沉而短小，似数似结。

予沉思良久，为主案曰：异哉！此症阴阳不交，脏气互结，更虚更实，或寒或热，症之难调莫过于此矣。

夫人之一身，上阳而下阴，然而阴中有阳，阳中有阴，气血相丽，水火相济，阴阳相抱，脏气乃平，今现之于脉者，或有表而无里，或有里而无表，或颇有表里而不匀不和，阴阳无交济之美，气血有离决之患，亦何怪其病之沉困至此哉？夫右寸关，肺脾之分也，其脉有表而无里，是肺脾之亏在阴，而有余在阳；非阳有余，血不足以丽气，阳乃孤行而为病矣。故其现症也，为口燥而干，为心烦心跳，为两胁之膜胀，为上身之烦热，如此而望睡卧之独宁，胡可得乎？

惟肾主下部，两尺俱沉，犹为本脉，而且短且小、似数似结，水火之脏，阴阳先自不调。故阴现于外，下身为之俱凉；火伏于中，小便时而赤热。若不急治，久而移热于膀胱，则癃闭溺血之症现；移寒于脾土，则癃肿少气之病作矣。乌有阴外阳内反天之常而不变生大症为患无已者哉？

153

　　然则此症也，五脏俱病，治之本自不易，而向来消食、清热、理气之药尤属谬用无当。夫饮食不进，尚有何食之可消？为膜胀而理气，似乎近理，不知气之所以胀者，右寸关之有表无里为之也。右寸无里，犹可云肺脉之本浮；右关无里，脾阴已苦告绝，而可以枳、橘耗散之味重伤中州之元气乎？为烦躁而消热，宜乎不误，不知热之所以生者，左寸关之有里无表为之也。左关无表，犹可云肝脉之本沉；左寸无表，心气已经内郁，而可以芩、栀苦寒之剂重益上焦之闭结乎？药之不效，比其由也。既往不咎，更复何言？吾为酌立治法，非随证而为之治也。

　　肺脾之病在气分，肺欲收而脾欲缓，从此求之则难为，而但养阴以引其阳，则阴生而孤阳之浮溢者自敛。心肝之病在血分，心苦缓而肝苦急，以此参之亦难调，而但从血以宣其气，则气行而浊阴之郁闭者自开。独肾家之病，水火不相为用，不益其阳则水脏不暖，黍谷终无回春之候；不益其阴则火归无宅，神龙将有起陆之忧，是必阴阳并补，乃得水火相济。王启元所谓：益火之原，以消阴翳；壮水之主，以制阳光。正此时此病之真诠也。宁捉风捕影之见所得侥幸以尝试哉！

　　案既立，时赵君兰馥在座，审阅数过，从容请曰：据脉辨证，理既的切，语无游移，阅之使人心地了然。然尚有可疑者，上身苦热，下身苦凉，果心肾两经之症与他脏无涉乎？

　　予曰：案中以笔代口，语恶其烦，文厌其碎，简而求整，遂有不及致详者，无怪君之见疑也。

　　夫人之一身，心肺主上，脾胃主中，肝肾主下。经曰：心部于表，肾治于里。又曰：阳中之阳，心也。阴中之阴，肾也。夫心为阳而居上主表，上身之热即阳分全现阳象也，不归之心将何归？肾为阴而居下主里，下身之凉即阴部全现阴证也，不属之肾复何属？理主其常，义取其正，大概如此。其实交互推去，下身已凉，必肾经之火上逆而从心，心复炎肺，是以气逆胸满、心烦、口燥，上身为之全热耳。其势上炎之极，复移而下注，则由小肠而侵及胞宫，小便乃现热证矣。是小便之赤热，亦不尽肾经之事，然而肾主二阴，虽上热之下移，亦肾火之协灼。故小便赤热一症，仍以属之肾家。盖立言如是，而后平正直捷无弊也。若条条而析之，三五错综，其中无微义，转恐多指乱视，多言乱听，阅者靡所适从矣。赵君称善。

予乃合附予理中、人参养荣、金匮肾气三汤之法，裁取而定方，一剂而效，再剂而瘥。予归，赵君遵法治之，数剂而告成功矣。

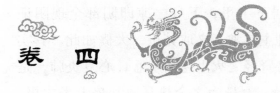

卷 四

议痢疾脉大身热之治并附治验数则

痢疾一症，古人言之详矣，或纯或驳，无暇遍议，惟称脉大身热为难治，后人遇此遂多退诿，不知此非古人之定论，亦其见有未及也。

经之言脉也，曰：大为病进。仲景之言下痢也，曰：脉大者为未止。夫谓为病进，谓为未止，非谓其难治也。重以身热之故，遂确然断以难治，古人误矣。然断以难治，亦非谓其不可治也，若曰治之较难已耳。以难治之故，遂退诿而不治，今人抑又误矣。

盖尝思之，脉大身热，外感之脉症也；红白滞下，肠胃之实积也。肠胃有积，自病肠胃，使其聚而不出，其邪气之冲越横行，容或有脉大身热之时。若已变而为痢，降而得下，则幽门魄门一带，实积之去路，即是邪热之出路。一窍得通，浊气共凑，复何得冲越横行，蒸腾于肉腠，浮溢于经络，而令脉大身热乎？既以脉大身热，又何以知其必非外感，而归之痢之一症乎？

且夫痢与外感，恒有之症也，亦非必不相兼之症也。恒有者而可以相兼，则又乌知其痢之时不适逢外感，表邪与里邪并盛，而后脉大身热乎？又乌知其脉大身热之时，非已有外感表邪触动里邪，而后因而下痢乎？此其故皆不可知也，而但曰痢云乎哉！

窃以为遇此症者，不可心畏其难，只当表里兼治。身热，表证也，则清其在表之热；下痢，里证也，则攻其在里之滞。长沙之大柴胡，河间之通圣散，皆可仿佛其意而用之。若专从痢治，里证退而表热内陷，搏聚血液，复蒸为稠黏浊秽，鱼脑猪肝之形，则愈下愈多，反成源源不绝之势而难治者，真难治矣。

夫伤寒之有表里证也，必先解表，而后攻里，恐表邪之内陷也。表邪内陷，即成里邪。里邪害重，表邪害轻。伤寒慎之，痢疾何独不然？

或曰：脉大身热，似乎外感，然外感亦必有兼症，若无头身疼痛、畏恶风寒等情，亦可谓之外感乎？

予曰：痢之重也，肠胃如焚，腹疼，里急后重，诸苦同时并见，里气失其常度也。里气既乱，表气亦因而不治。此时既无外感，周身亦无恬适之处，特不必其脉大身热耳。及乎风寒一至，不治之表气不能御之于外，既乱之里气不能拒之于中，腠理一透，乘虚直入，如水流湿，如火就燥，不旋踵而两邪接壤，合同而化，尽现热证，何必复徘徊关外，而为头身疼痛，畏恶风寒诸症乎？

夫观理必求其通，论事勿拘于常。吾非谓痢之必有外感也，谓夫脉大身热之近于表，而不近于里也。第以理论，里病者必累其表，苟无脉大身热之验，即头重身疼，畏风恶寒，谓之非外感，可也。表病者终归于里，既有脉大身热之症，即头身不疼，风寒无畏，谓之无外感，亦不可。子以外感之恒例

157

求之，泥矣。

或曰：不然。脉大，阳明脉也；身热，阳明太阳证也。痢本胃府，大小肠之病，即手太阳、手阳明与足阳明病也。足之阳明主肌肉，而手之太阳阳明通主一身之津液。痢之重者，其热由腑而迄于经，以致肌肉蒸烧，津液沸腾，故脉为之大，而身为之热也，必以外感之表证当之，斯为泥。

予曰：诚如斯言，吾亦谓脉大身热即太阳阳明之症，顾不知太阳阳明之行于人身也，将谓之里乎，抑谓之表乎？必谓之里，是太阳阳明与肠胃为一也，古人何以分经腑？若谓之表，则肠胃自肠胃，而太阳阳明仍自太阳阳明也，何得混同论治乎？盖人之一身，躯壳之内皆里也，躯壳之外皆表也。以下痢之故，而热现于表，其热之盛也可知。此时无论有感无感，而一用外感之法，撤其热从外散；一用内治之法，清其邪从内去，表里分消，转眼可愈。较之治内遗外，坐令在经之热，循循内归，蒸血聚液，为痢不已者，其难易得失何如耶？是既脉大身热之本非外感，亦当以外感之法治之矣，而况于实有外感者乎？

或曰：是则然矣。设久痢不已，形体羸瘦，而脉大身热，亦将从外感治乎？既有外感，容可以发散之药耗其血液乎？

予曰：是又不然。吾尝遇此症矣，治之以养阴之剂，而酌加淡涩以固其肠。盖久痢而脉大身热，由于血液内涸，因而孤阳外浮。其脉虽大必无力，其身虽热必不甚，阴虚之确症也。初痢而脉大身热，明是表里同病，因而阳邪四炽，其脉之大必有力，其身之热必甚重，邪实之明征也。邪实之于阴虚，有余不足之分，判若霄壤，治法岂容一例？惟阴极虚而邪又太实，则久病之躯，不慎风寒，真卢扁之所畏矣。顾此乃自不用命者之所为，几见痢之有此症哉！若初痢而脉大身热，自是常事，直可指挥奏功耳。或请其验。

予曰：向在曲阜，从弟向黎患痢，一昼夜数十行，里急后重，内症甚迫，其脉浮大而数，身热有汗。予以柴、葛、荆、防、芩、连、归、芍、大黄治之。颜丈友庐见方疑曰：高手也，何方之杂？向黎曰：此所谓高也。取药服之，二剂而愈。

予少女患痢，脉大而劲，身热如火。予曰：此症表重于里，急于发散，拟表解再治其痢。一剂得汗，表热退而痢亦止矣。

又邓姓者，年逾七十，患痢月余，脉大身热。予于方中，君归、芍，臣荆、防，少佐芩、连，使以陈皮，数剂亦愈。

又闻友人言，赵姓某，久痢不痊，延医诊视，以脉大身热辞不治，卒以痢死。使其以阴虚之法，少加表药以治之，乌在其必死乎！古人有未见到之言，而后人奉之，遂以误天下，此予之汲汲有是辨也。

议痢疾脉细皮寒之治并附治验一则

客问于予曰：君辨痢疾脉大身热之治，既闻命也。反而言之，若下痢不止，而脉细皮寒，则如之何？

予曰：此在《内经》五虚之属也。经曰：五实死，五虚死。脉盛，皮热，腹胀，前后不通，闷瞀，此谓五实；脉细，皮寒，气少，泄痢前后，饮食不入，此谓五虚。其时有生者，浆粥入胃，泄利止，则虚者活。身汗，得后利，则实者活。此经之明训也。以此参之，可以知此症之治法矣。

曰：请悉言之。

予曰：脉细皮寒，非下痢之脉症也。细为气衰，寒则阳微。气衰阳微，已不能变化水谷，蒸血聚液，何得复有痢症？痢而有此，非见于久痢之余，则得于大病之后，皆至虚极危，十不保一之症也。何也？

痢本内积有余之症，非不足之所生也。惟久痢之余，精气内夺；大病之后，脏气不守，是以脉细皮寒，犹然下痢。此时惟一补法，经曰：形不足者，温之以气；精不足者，补之以味。择气味具醇之品，酌轻重而并进之。痢得止，犹有转机，痢不止，补亦难为矣。若更泥补增滞，与一切疑实疑虚之兼症，则万无一生。此间不容发之候，无俟迟回观望从容尝试者也。

曰：脉细皮寒，为虚已甚，尚有何实之可疑？

予曰：不然，吾固见有疑者。

向在粮艘，一少女患痢，逾半载矣，其父抱以就诊。脉细皮寒，形体羸瘦。以其目尚有神，饮食能进，治以附子理中汤，加归、芍、云苓之属。一剂痢减，再剂而饮食倍进，痢全止矣。

附舟有赵姓者，同帮之常医也，谓予曰：此治非愚所及，亦非愚所敢用。问其故，曰：此虽久痢，水谷错杂之中，红白始终不断，敢谓湿热已尽乎？小便甚少，浊而有滓，敢谓膀胱无火乎？口燥喉干，时时作渴，敢谓膈上不热乎？现在盛暑炎天，姜附之热，似在禁例，此尤愚所必不敢用者，君可谓有胆有识。予曰：人身一小天地也。盛夏之时，阳在外，阴在内，脏腑方苦无阳，姜附有何畏忌？以夏月而禁姜附，设冬月有伏温之疾，亦将置芩连不用乎？药分四时，理之大概，此不容偏执不化者也。其余诸症，亦宜分别观之。

夫痢红白滞下，湿热兼盛之病。当其盛也，水谷入口亦变红白；及其衰也，或为溏粪，或为糟粕。兹以久痢之故，水谷不能复变，脾胃之虚寒已极，湿热可谓无余矣，而犹不断红白者，阳陷不能复升，阴亏不能复守，脏气下溜，势成不返，大肠之垢尽，而脾脏之精华，亦被转挹旁吸而下，此所以水谷之中兼见红白，其实似痢而非痢也。五液注下，而命随之，而犹以为未尽之湿热，可乎？

小便滞浊而少，极似膀胱有火，而在此女则不可以火论。经之言手太阴也，气虚则溺色变。夫小便由气化以出者也，气化盛则小便长，气化衰则小便短；长则多而澄清，短则少而浑浊；少极浊极，遂令其中无物而有物，非滓而似滓。此正肺气上衰，肾气下竭，阳不能熏蒸，阴不能浸润，以致膀胱零星之津，带胞宫之浊阴以出，虚寒不固之甚者也。而犹以为火，然乎？不然乎？

口燥喉干而渴，极似膈上有热，而在此女则不得以热论。方书之言渴也，本有热盛消水，与津液不足之两途。热盛消水属实热，津液不足即虚寒。试思此女之津液，足乎？否乎？胃腑为生津之源，水谷且不能化，岂能化津以上行？大小肠为运津之主，脂垢且不能留，岂能留津以上奉？内水不足，不得不借外水以自润，而外水方入，又复由胃注肠，汩汩而去，正如开障决堤，下流顺而上流立涸，此所以口燥舌干，时时作渴也。而犹以为膈上之热，则误之甚者也。

大抵此症之虚寒，不必以其兼症为断，也不必以其久痢为断，直以其脉细皮寒为断。而脉细皮寒之中，又以脉细为主断。假令其脉细而数，数且有力，虽久痢皮寒，其中定有伏热、便少、口燥等症，又当别论矣。惟其脉细而无力，是以毅然遂用姜附。

溏沱芜萎之饥寒，非邓公薪火，冯公粥饭，则汉室难言中兴矣。此至平至稳之治，酌乎症，合乎脉，而亦不悖乎时令，岂别有神识，而浑身是胆也哉？

赵姓乃称善。此即疑虚疑实之确症，予向日曾有是辨，君固以为疑，有何可疑乎？客乃喟然叹曰：疑也有理，而今而后，吾乃知认症之真未易也。

议噤口痢治法并附治验数则

客谓予曰；痢之一症，吾今识之矣。初痢多属实热，久痢多属虚寒，其中有脉大身热，脉细皮寒，古人所称为难治者，得君之论，亦可通其变而济其穷，诚仁人君子溥利之言，嘉惠天下之苦心也。此外，尚有噤口一症，为害最烈，请更详之。

予曰：噤口痢症，病情治法，俱详于方书，循途守辙，可以应世。予所论者，古人之所略也，此症何庸多言？

曰：遵方用药，往往不效，何也？

予曰：方必尽遵则泥矣。病殊人殊，岂容执一？虽然，不效之故，慎勿咎方，非方之不效，亦其法有未备也。无已，请为君言其法。

夫噤口之痢，毒气上壅于胃口，其热也如蒸，其冲也如沸。得食则呕矣，得饮则呕也，而况于药之苦口。不食且哕也，不饮且哕也，而况于药之入咽。时医于此，不思委婉善治之术，而但曰：此某证，宜某方。急药以服之，药未尽而胃已上翻，绞姜汁以平之，姜未下而气已上逆。一剂不效，则徬徨虑矣，再剂不受，则悠然退避而去耳，天下有不坏之病乎哉？

且夫乡曲偏壤之地，得药为难，富贵骄逸之家，服药不顺。一药呕而更市，动逾旦夕，更市更呕，时屡旷而不容其俟矣。一剂哕而再服早议改方，再服再哕，方屡改而失其宗矣。夫噤口至急之症也，其一定不易之治，又非可以朝凉而暮温也。届至急之势，待不及之援；舍一定之效，冀难必之益，以此图功，和缓不能。

吾于此症，尝熟思而深计之，又屡试得效焉。非别有移情变志，神奇不可测之秘也，重剂而轻投，急药而缓进，何也？噤口之呕哕，万万不容不止，又万万不能遂止者也。取对症之药，煎之使盈升盈斗，进之止一合半合，即令入口即吐，而未服者尚多也，不旋时而又进矣。继进而又吐，而未服者仍尚多也，旋时而又进矣。进进不已，而药之入口者，渐吐渐缓，渐缓渐止，不觉而胃气顿开，食物并受矣。盖药汁虽出，而有余不尽之气味，流连喉间，熏炙胃腑，犹能解散其热毒，而降抑其逆气故也。顾非使其气味相续而不绝，岂能胜病奏功如此哉！且夫人情不可强也，定见不可歧也。谁非畏药之人，多储而少进之，俾知呕哕之不能遂平也，则时呕时哕而不患其苦。谁是知药之士，少进而多储之，俾知呕哕之止有此治也，则频呕频哕而不疑其非。此方外之法，治中之理，古人所未及著也，而令人之所未及察者，聊以补噤口一症之缺。至于药中品

163

味，则遵古而变通之，是在临症之斟酌，不容以一言定也已。

客曰：善，此真阅历之言。君用此法，治几人矣？

予曰：是难遍举。

有高姓者患此症，呕哕连绵，痢下甚窘，其脉大而数。方用芩、连、大黄、归、芍、枳、橘之属，令市二剂，多煎频服。至剂半而呕止矣，又半剂，痢亦渐止。后高姓之弟，病症如其兄而少缓，疏方亦二剂，服至半剂而呕止，药尽而痢遂全瘳。

又予从甥，孩提也。下痢呕哕，如法治之，呕哕止，而予适他往。数日复返，则痢大下矣，兼之五心烦热，肛门不闭。盖呕止之后，饮食杂进，厚味助其热邪故也。急与清理，痢减热退，乃以补中益气汤服之，数剂，肛门乃收。其他不必悉述也，姑存此法，以一告世之知医者可矣。

议吕义堂淋病

吕义堂表弟，素有淋症，丁巳复作，小便涩疼，所下浑而稠黏。数日之后，兼患谷道紧进，如物所撑，以为前阴所累也。因循二十余日，病大重，卧床不起，小便涩甚，沥下如刺，谷道少觉病缓，而中气泄下，汩汩不已，脂液随之俱出，兼之发热烦躁，夜不能寐。诊其脉，浮硬沉空，三动一止，居然代象，两手皆然。

时姻戚王仲甫为之调治，已数日矣。其方皆健脾补肾利小便之品。见予问曰：病如何？予曰：殆矣。

以脉觇之，浮硬沉空，阴亏可知，三动一止，真气败也。

参之于症，亦罔非败征。夫淋浊不止，肾气伤而真阴失守；谷道下气，脾阳陷而元气日亏。此已双关不扃，十分难为，而津液脂膏，随浊气而涌出谷道，尤属罕见之危症。

夫胃、大小肠传化物而不藏，其中之真阳真阴，皆易亏而难复者也，全赖津液脂膏布护其间，是以糟粕下而元气不与俱失。今秽粪未出，而精华随气下注，数十年之积蓄，指日告匮，元气复于何丽乎？阴亏于内，则阳浮于外；血虚于下，则气扰于上，是以心烦身热，夜卧不宁。更历数日，必有喘促，呕哕，大汗淋漓之患，此时阴尽阳越，顷刻脱绝矣。君深于医者，能保此症无虞乎？

仲甫曰：能亦不复延君矣，惟不能，是以请君来定方。

予曰，予既疏方，乌能出君之上？乃以敛阴补阳，固脱升陷之药投之。其夜少寐，仲甫亦无异言。

次日同诊，仲甫忽曰：连日治法皆误矣，此膀胱痈也，淋出之物即是脓。

予曰：膀胱生痈，小腹必疼，亦必有憎寒壮热之证先见多日，而后脓成而外溃。今淋在数日之前，热在五六日之内，明是阴虚作热，又有小腹和软，按之不痛，谓之为痈可乎？

曰：否则是大肠痈，谷道所出是脓无疑。

予曰：前言谷道紧逼，如物撑塞，谓为肠痈，于理为近。但肠痈亦在小腹，势必阻碍大便。今小腹毫无痛处，究竟痈在何所？大便时下硬粪，何以不觉梗滞？且皮肤甲错，肠痈所有之症，义堂无是象也。肠鸣气泄，义堂所有之症，肠痈无是说也。必以为痈，岂津液脂膏与脓无分乎？

时诸吕季昆皆在座，金言非脓。病人闻之，固言非痈。仲甫亦不自坚，遂议峻补。

予曰：补诚是，过峻不可也。甘温除大热，本为劳剧伤气者言，非为阴虚作热者说法。此症阴亏已极，过用参术，必不能支。若饮药之后，大烦大热，卧起不安，能保病家无后言乎？吾辈虽志切救人，而用药当立于无过之地，不可冒险邀功。仲甫深以为然。会主人小有忤，遂拂衣去。

予不得已，独治此病，以阴阳平补之药，合三剂为一剂，嘱令多煎频服。其夕，脉忽变，数十动中，间见一止，气亦不复下泄，惟小便尚觉涩疼而已。至夜，病人欲大便，忽有多物与粪俱下。视之，乃真脓也，较前所下脂液，形色迥异，乃知真有痈在广肠之内，逼近肛门。从前撑胀，即是此物。近忽不撑者，脓成毒化，其势渐软也。按之不疼者，不在小腹，按之不能及也。不碍硬粪者，广肠宽大，粪从旁出也。脂液下注者，脓成膜起，垢腻先脱，气复鼓之，故出也。皮不甲错，热不发者，其毒犹不甚盛，其形亦不甚大，故不能蒸达阳明，现于肌表也。脉之间止，亦即毒结气滞所致。惟淋与泄气，自是脾肾之病，与此无涉。

然此症之端倪已著，仲甫明指为痈，亦可谓暗室一灯矣。而予愦愦，犹与力辨，且举方书所载之症，令其置喙无辞。夫执古方不可以治今病，宁执古症遂可以概时疾乎？甚矣！予之阍也。然恐天下之执泥如予者，正不少矣，故书此以志辨证之难。并望临症之士，勿信己而非人，勿执常而忘变。彼蔑古自用者固非，若泥古而不化，贻误亦不少矣。慎之哉！脓出，义堂病瘳，复治其淋，病遂日瘳。

议邢梅菴病

邢梅菴，年近六旬，性颇嗜饮。一夕暴呕失血，顷刻盈盆，昏愦烦扰，几至不救。越日少安，而心中烦热，左手足不能复动，但苦麻木，右手足仅能移动，亦觉强劲。倩人扶坐，头面动摇不止，兼之大便干燥难出，小便短少不禁。

比予见之，病已经旬，用药数日矣，大抵皆剽散治风之品，少佐清凉而已。诊毕，为立案曰：此非中风症也。

据脉，左三部细而涩，右三部硬而空。夫细为气败，涩由血枯，硬而空者，革脉也，革主亡血，合而论之，总是血亏。而右边之气，犹未至如左偏亏损之甚，故右手足犹能移动，左手足遂麻木不用也。年近周甲，本阴亏之时，兼之大失血之后，安得不现此症。

经曰：足得血而能步，手得血而能握。血既暴脱，筋脉失血，而平日曲蘖之余毒，复为蒸灼于其间，则短缩拘挛，废弛不仁之症，从此起矣。此所以不必中风，而形与中风者无异矣。

心中烦热者，阴血已匮，孤阳内燔也。头面动摇者，筋脉无力，战动不支也。大便干燥，血亏而液与之俱亏也。小便短少，阳化而阴不能化矣。然至遗出不禁，则下部有限之阴气，已有岌岌欲脱之势。此症若止手足偏废，犹是小害。倘右手革脉不化，左手涩脉日甚，且恐阴尽阳竭，变症丛出，求为废人，亦不可得矣。当急以养阴之味，重剂多煎，频服缓饮，复其血液，寻常风燥之药，分毫不可以入口也。

卷四

167

案出，梅菴不解，其子问：有何变症？

予曰：人之一身，气血而已。气主煦之，血主濡之。今血脱欲尽，所借以不死者，气耳。夫孤阴不生，独阳不长，不易之定理也。无血以丽气，气自不能率其流行之常，结于中，则为膜、为胀、为疼痛，冲于上，则为塞、为噎、为喘促。偶然一身大汗，脱绝即在顷刻。既幸而不脱，而有阳无阴之脏腑，日灼日槁，能堪几日，不为干燥之枯腊乎？夫自有之气，非生痛之具也，然有血以为配，则气为冲和之气，且可化液以生阴；无血以相济，则气为亢燥之气，遂至燔胃而灼肠，如此病之心热便燥，即是后日变症之先机，何待悉言乎？

曰：连日病家皆言中风，先生独禁风药，何也？

予曰：云中风者，皆观其现在，忘其由来也。夫以手足偏废为风，则是《内经》风痱之说也，要必有唇缓涎出，语言蹇涩等症与之并见。以头面摇动为风，则是《金匮》中络之说也，亦必有鼻眼牵掣，唇口㖞僻等症与之并见。令病全无此症，而患起于大失血之后，并见一阴气竭之脉，不急养阴生血，更用燥烈之风药，何异抱薪投火，益之燔灼乎？

夫风药之耗血也，犹灯之消膏，釜之消水也。果系的切中风，犹当与血药并用，今全无丝毫之外邪，何所用其祛散？仅余一线之残阴，岂堪重以消耗？恣用风药，则小便之少者，必至点滴全无；大便之干者，必至闭结不出；而药力上窜，灼及胸膈，犹有不可明言之患。至此时，卢扁亦为束手矣。君必欲用风药，请更商之他人，吾绝不能违心立治也。其子唯唯，乃请予方，意似终不以为然，予疏方遂归。

阅月问之，已患膈噎，奄奄待毙矣。顾不知其自转至此耶，抑仍用风药以促之也？噫！固矣。

议妇女经闭发热之治类记数则

经曰：二阳之病发心脾，有不得隐曲，女子不月。夫不月者，经闭也。二阳者，阳明也，胃之经也。病起于胃，发于心脾，而经因以闭，可知病源不在血分。有识者于此，可以得师矣。

则 一

姻戚李君某之室，病经闭发热，块结满腹，日服攻坚破块之药，病日以剧，饮食不进，形体肉削，殆将不起矣。予诊其脉，细涩无力，症系积血，无可疑者，幸脉来不数，犹尚可为。疏方用六君子合当归、芍药、红花、鳖甲、元胡、青皮与之，再进而饮食进，五剂而经血通，块减大半，余悉柔和。

乃翁喜曰：此病治经数月，三棱、莪术、大黄不能动，君之方，吾以为无益也，何神如是？

予曰：此非神，治法应尔，君自不察耳。夫人之气血，非块然不动之物也。其留而为积，结而为块者，固经隧有阻碍之处，亦生息有不续之机。若使留者未结，生者已来，其冲激鼓荡，先有涣然冰消之势，安得如盂如拳，结聚满腹哉！然虽形症如此，亦非本来病势之自致，所以然者，积之始起，气滞而后血凝，及其久也。血凝而气复散。以气本属阳，性复善动，不能凝然长伏也。是所积者，离气之死血耳。夫天下有死血满腹，而人不即死者乎？夫又有抱病之人，形神俱羸，犹能日生余血，渐盈渐结，充然满腹者乎？必不然矣。吾以理断此症，又复参之于脉，以其细涩无力，知有积亦不多。所以坚大如此者，药致之耳。

夫久闭之血积，如瓦砾泥块然，非有新血滋润涤荡于其间，虽以正气领之亦不动，而欲以独行之药力劫之使下，－必不得之数也。故大黄、莪术等物，频服未能破其血，余力先以伤其气。气为药逼，涣散无归，窜入积血之窟，复与败血相搏，则胶结固护，病乃石坚而铁硬，腹亦箕张而盆鼓矣。吾以活血理气之药，从容宣导，勿令气血再伤，而重借六君之中和，养其脾胃，胃气一复，饮食自进。由此而气有所生，血有所化，渐积渐充，渐通渐洽，而已结之滞气，自与正气相合，久积之死血，亦随新血以动。故攻之而愈坚者，夺其流通之源，其势逆也；导之而自下者，授以领载之资，其机顺也。逆其势者难为力，顺其机者易为功，凡事皆然，病亦如是，何神之有哉！李君称善，复求诊视。乃予煎剂外，疏丸药一方，服来尽而病痊。次年，遂生子矣。

则二

从妹适于郭，以病召予，适不获暇，阅月往视。

问其病。曰，连月以来，大患发热，昼轻夜重，下身尤甚，腿足如蒸，左胁偏下有块，时觉膜胀，饮食减少，腰腿无力。

诊其脉，不数不涩亦不和，右关微弦而劲。视所服方，则皆清热和血破滞之品。

予曰：此非发热症，何为遽用此药？

妹夫争曰：现在发热，何言非也？左胁有块，非积血而何？吾家以此病死者二人矣。

予曰：君家死者，以不药死乎，抑用药不痊而后死乎？

曰：用药多矣，皆以不痊死。

予曰：用药不痊，君知其死于病乎，死于药乎？使病皆如此，而日用骨蒸虚劳之治，鲜有不死者矣。吾为君言其故。

夫块有气积、血积、痰积、水积种种之不同，热有外感、内伤、阴虚、阳陷纷纷之各异。此症虽云有块，而脉来不涩，则不得指为血积矣。且血积之起，亦必有因，非经行不顺、经闭不通，则产后败血稽留之故。今吾妹产后年余无病，迩来方觉有块，其非败血可知。甥男方在食乳，冲任例不下通，其非经病可知。何所依据而必指块为血积乎？块非血积之块，热亦自非阴虚之热，其所以昼轻夜重者，脾胃有受伤之处，阳气下陷于阴中也。

夫脾胃之脉弦而劲，此非肝气乘脾，即是寒邪伤胃。脾胃伤而饮食减，中焦失健运之权，而下陷之阳气，随阴气而同时并动，此所以过午则热，入夜尤热，而腿足下体之热亦复倍重于上身也。此症久而失治，自当转于阴虚发热之一途，目下犹系阳陷之热，阴分未为甚虚也。曰：左胁之块，究系何物？

予曰：以脉觇之，则气病耳。脉来不和，气分未尝不郁，而又无停痰、积水、积血之脉，不属之气，则将何属？夫左为肝部，肝之气最不平者也，过怒则病，过燥则病，血不足以濡润则亦病。今脾胃受伤，饮食日减，气之输于上者少，血之生于心者亦少矣。血少则肝不濡，燥气内动，结为硬块，肝之难调，往往如是。今但温中和胃，少加理气之药以治之，可必效

卷
四

171

也。清热养阴之物，不宜于虚寒之脾胃，用之何为？遂以补中益气汤，参用附子、桂心、芍药、白蔻、砂仁之属，增减调治，未及一月而瘳。

则三

族剪桐公之女，予姊妹行也。病经闭发热，饮食不下，强进少许，亦苦不快，甚则噫醋吞酸，积有日也，肌肉因以大损。予时自滕赴曲阜，枉道过其居，为其兄病也。比至，族婶杜孺人呼令出见，并求诊视，为道其病甚详。问所服药，大都补益之品。

予诊视之，见六脉沉细欲绝，而右关隐隐犹带涩结之象。予曰：此为停滞积食病也，正在胃中，非泻不可。

杜孺人疑曰：积食病乎？何以发热？

予曰：内伤饮食，本应发热，而此症之热，非但饮食伤也。以脉觇之，久已病及阴分矣。夫胃中氤氲冲和之气，人之所以生也，气血津液，胥由此化。胃为食伤，本气先失其和，而饮食减少，谷精不继，又无以化气而生血，则血之亏有日矣。血亏则内无以养脏腑，中无以润筋脉，外无以溉皮肤，风消、息贲、索泽、急挛等症，往往由此而起。发热，其先见者也，其又何疑？

曰：何以经闭？

予曰：此亦血亏为之也。经虽应月有常，实皆妇女有余之血。故血之旺者，或一月而再经；血不足，或数月而一经，非病也，实有余不足之分耳。不足之极，而后发热，热盛伤阴，血愈不足，荣身且苦弗给，岂复更有余血溢于冲任，入于胞宫，而下注为经水乎？

是其由来，亦胃伤食少之所致，标病也，非病之本。若系本病，则年来遏闭之经血，久已结为症瘕，而其热亦日增月盛，不知作何景象矣，容能至今日乎？杜孺人犹未释然。予曰：无疑也。由经病而发热，以致热盛经闭，而后渐不能食者，病在血分。由食少而经少，以致发热经闭，而益大不能食者，病在胃家。妹之病究属何先？

曰：是也。其始心腹疼闷，不思饮食，厌厌数月，诸症乃作。由令思之，必有停滞。然病久矣，向来皆补，敢议泻乎？泻或不支，将奈何？

予曰：向来皆补，何以至今犹病？可见补之失治也，何所惮而不敢泻？且补与泻亦顾其当否何如耳，原不拘乎病之久近。补不当而助热增滞，补反是泻。泻之当而邪退正复，泻即是补。故补而及于病者误矣，泻不及于病者失矣。吾观妹肌肉虽不丰，而神色不败，行立如常，可以用泻，毋庸疑者。若果泻而不支，再补抑又何妨？遂以枳、术、香、砂、大黄、橘皮等攻消之药服之。

一剂未泻，而胸膈顿宽，饮食大进矣。喜求再诊，脉亦顿起有神。连用数剂，泻下积滞一二升。视之，皆生李也，形色犹鲜，距食时已期年矣。自是，病遂如失，经亦自通。

则四

姻妻王娃之女，出阁半载而经不至，发热食减，以为妊也。逾三月，经忽见，阅月复闭，热亦日盛，精神颓败。其母少寡，止此女，忧惧甚，求予诊视，并决病之吉凶。

予视其脉，寸大而尺小，往来不畅，两手皆然，曰：此气病也，勿忧勿躁，心宽则病减矣。

其母急问吉凶。

予曰：无关生死，有何吉凶之可说。

其母曰：发热经闭，妇女大症也。且日止一餐，餐止稀粥碗许，多则欲呕欲吐矣。倘病久不愈，可无恐乎？

予曰：病有标本，难以皮相。凡此诸症，俱非本病，更有急于此者，君家特未知耳。

其母惊问何病。予曰：其胸膈闷否、膜否？常苦烦热闷闷不清否？

曰：是则然矣。

予曰：是其所以病也。夫人身之气，虽升降出入，周流无间，然清常居上，浊常居下，有三焦以为之部署，有脏腑以为之管领，必不混乱杂揉，合为一处。故经曰：清气在下，则生飧泄；浊气在上，则生䐜胀。清浊之不可倒置，犹高下之不可易位也。今脉来上大下小，而自关以上，浑然壅郁，则知下部浊阴之气，皆升腾而上填于胸膈矣。夫胸膈清阳之分，心肺之所居也。心为生血之主，肺为司气之官，浊阴填之，心肺俱病，则气之运者不运，而膜闷日亟；血之生者不生，而真阴日亏矣。此饮食不进，经闭发热诸症之所由来也。

虽然，此时此症，虽勉强饮食，阴血日生，亦不免于经闭而发热。所以然者，血与气相附而不相离者也。气顺则血亦顺，气逆则血亦逆。以此症之气壅上膈，若使内有余血，非激而为吐为衄，则停而为瘕为结。吐衄则血从上逆，不复下注而为经。瘕结则血与气搏，益将郁闭而增热。故经闭发热之症，

卷四

气病者，类皆不免。如此症之经闭发热，犹是血少阴亏之故，顺而常者也。其余诸症，更是标中之标，无足道者矣。匪气之急，而顾他症，此病何以能愈？

曰：由是言之，病本决在气分矣。顾气何以病，遂遽重如此？

予曰：此则非予之所能知矣。以理论之，大约郁怒忧思之故。

夫情之为病，于气者六，而莫甚于怒，其次则忧思。经曰：怒则气上，谓肝气应心，怒则肝之气上奔也。思则气结，谓脾气应心，思则脾之气内结也。脾气结则不能食，肝气上则胸胁胀，参之此症，合乎否乎？且夫小女子之性情，好为不平者也，亦多不知自爱，偶遇拂情之事，则蕴怒蓄憾，隐而不言；遭非议之忤，则积忿萦思，势不复解。甚且私叹其生命之不时，甚且自废其饮食，直至郁结已成，且膜且胀且烦闷，则亦知为切身之灾，然而饮食已真不能下，而经闭发热等症，无不丛起而并见矣。此予所得于阅历，亦习闻而习见者，非真以为此症之起，亦如是也。毋抑小同大异，微有相类者乎？其母熟知女病，因积怒废食而得，大以予言为神，恳求坐治。予用理气药，而仍以和胃健脾之药主之，一剂大效，十余剂，诸症全瘳。

议宋姓某脾胃病

有病者诣予求治，问其苦，弗能道也。问病几时，亦不自知。惟饮食不进，已近三月，精神忽忽，日以不给。现在周身

卷
四

175

内外，若无一非病者，而亦莫能言其状。

予曰：君有忧乎？

曰：无。

曰：有何失意及求而未得者乎？

曰：无。

予曰：此必脾胃病也。

诊其脉，细微欲绝，无力无神。予曰：异哉！观君神气虽弱，形体尚不甚瘦，何脉象至此？此病今日尚未可言治。姑用理中调气药，少和脾胃，两剂之后，再来诊视，可也。遂以六君子合香附、砂仁、当归、芍药、柴胡、升麻为剂，书方与之。

越日复来，脉遂变，六部俱起，惟右关涩滞，沉取尤甚。予曰：此真脾胃病，停滞也。今日可以治矣。书方仍用六君子合归、芍、大黄、枳实、槟榔、桃仁与之。

其人得方迟疑曰：先生以为停滞良是。予好昼寝，多在饭后，由此致积，或亦不免。但先生已见为积，何不竟用泻药？似此半补半泻，几时方可见功？

予曰：此非君所能知也。凡泻药之孤行者，非外感入里，热邪炽昌；则积滞初萌，元气未败。此时用泻，既无需乎补药之相济，而又有助热增滞之戒，故泻则直泻，不用参术，恐其夹杂牵制，取效反不灵捷也。若久病之人，正气已虚，平时未用攻伐，已自神弱气怯，行坐无力，骎骎乎有不可支之势，而更以孤行之泻药，伤其脾胃，有不困顿僵卧，衰而益衰者乎？然积聚在中，不泻又不能去。以可泻之病，值不可泻之人，遂不得不合补泻以并用，此古人之成法，其由来已久，非一日矣。

　　且夫积何由而起？本以脾胃之虚弱。若使胃能腐化，脾能消磨，即饮食偶尔失调，亦自有正气运动，不旋时而转动以去，积于何有哉！惟中气有不充之处，乃至停留而成积。而留积既成之后，又复阻碍而伤气，是以运化日迟，容纳日少，渐历日久，而饮食日以不进，正气几于无余，则周身内外，皆无所禀以为生息之机。而现之于脉症者，乃遂厌厌不振，无病亦如有病，有脉而几如无脉矣，犹堪急攻峻下，一往不顾乎哉？

　　夫攻积之药，亦借人之胃气以行，非悍然无知之药力，遂能曲达病所，劫病以出者也。以君衰微之胃气，已不能变现于气口，才得两剂参术，微觉生机发动，而更以峻药蹙之，真气一伏，药力独行，其沉阴苦寒之性，自然直走下部，能复停留胃中，从容荡涤积聚哉？兹借六君子之甘温平和，一以缓泻药之剽峻，勿令拂及脾胃；一以壮脾胃之元气，勿令慑于苦寒。调剂得宜，则中焦生发之气，资药力以潜增，而泻药之入胃者，亦可以载以少停矣。直行峻下之药，得胃气以为载，而积聚在中者，并可以借以相寻矣。势以相辅而有成，理以相反而得济。虽奏效不无少迟，而用法期于无过，此中方略，本应如此。不然，去病以全命也，急一日之效，用劫夺之药，倘病去而人亦不起，将舍命以殉病乎，抑捐生以试药乎？惑莫甚于此者矣。

　　其人唯唯，持方去。数日复来，曰：服药二剂，始服从不知觉，历一日夜，始下积滞一二升，黑色稠黏，亦不辨为何物矣。继服，腹中微疼，泻下积块垒垒，中带水团五、六个，皮薄如纸，破之皆水，此生平所未闻也。连日以来，饮食倍进，

177

精神健旺，不知尚有余积否？更求一诊。

予视其脉，往来有神，涩滞悉化。曰：脉似无病，但君初来时，微弱脉中，积滞何以不现，此亦未可定也。前方去大黄、桃仁，加山楂、神曲，再服数剂，有病可以尽下，无病亦不为害，此平稳之治，调理法也。

其人感谢，因问水在腹中，停留不下则恒有，何以遂有衣膜？其下也，历肠胃曲折，衣膜又何以不破？

予曰：曩治赵某之病，亦有水团数个，与积俱下，其脉症亦类君，此恒有之事，未足为异也。

夫水性就下，其在人腹中，亦犹是。就下之性，可以不积者也。其积者，非结气为之吸聚，则滞气为之阻碍。水既留于一处，而未结未滞之气，日往来升降于其傍，乃遂结为衣膜，欲去无由矣。夫气岂为水用哉？惟胃中不息之天真，实人身自然之造化，血由此变，精由此生，津液由此酝酿，宁一如纸如脬之水囊不能结乎？造物无心而万汇成，亦此理也。喻嘉言先生曾言，积水必有澼囊，徒有言，理未悉，遂为庸医所笑，下士闻道固亦无足深怪也。至于下而不破，则亦胃中津液，肠中脂垢，如濡如膏，有滑润而无滞涩，遂得从容顺下，有何疑乎？其人欣欣然，得意而去。今不忆其名字矣，居濒湖沛人也。

议张氏子脾胃病

张氏之子病，予适以事过其居，内戚也，遂来诊视。

问其病，曰：咳嗽发热，饮食减少，月余日矣。近复胁下膜胀，强食则益甚，兼之往来寒热，畏恶风寒，腰腿无力，精神日惫。

问：曾服何药？

曰：医二人，一以为外感，一以为阴虚，各主一说，是以未尝服药。

予诊其脉，举之似濡，按之似弱，中取微带弦象，而仅足四至。曰：此脾胃病也。言阴虚者近之，然病不在阴而在阳，其说亦属无当。为疏补中益气汤，加麦冬、芍药、砂仁、五味子与之。逾五日，返于其家，其病已痊愈矣。

其西席李姓，予旧友也，既寝，从容谓予曰：君前日立方，予心殊不甚协。夫脾胃有病，止食少膜胀等症为近之，其如咳嗽发热何？然竟以此获愈，是所不解。

予曰：医家认病，正坐此弊，是以举手辄错。夫病有标本，脉有体象，即脉合症，求得其本，病乃可识。若见一证，即作一病，设一人而现百症，亦将以百病治之乎？更从何处着手，是真治丝而棼之矣。

夫此病之脉，浮之非濡而近于濡，气未甚衰也，而亦未尝非衰。沉之非弱而近于弱，血未大亏矣，而亦未尝不亏。究其病根，只在中候微弦之一脉。夫中为脾胃之分，而肝气乘之，不病脾胃而谁病乎？因以参之于症，饮食减少，脾胃之正病也。咳嗽发热，土病金衰而心火刑之也。因而胁下膜胀，金不制木，肝气横行也。因而强食辄膜，木来克土，脾病益甚也。夫脾胃久病，气血何可复问？由是而知畏恶风寒为阳虚，由是而知精力颓惫为阴虚，由是而知往来寒热为阴阳相乘，即是阴阳并虚。非少阳外感之症，皆脾胃受病为之也。从此主治，即以专力养脾胃，而以余力益肺之气而清其热，养肝之阴而缓其燥，则饮食可以立进，而诸症自以渐平矣。若症症而为之治，几时可以奏功乎？

李君蹶然而起，曰：君必语我，脾胃生病，共有几症？

予曰：有脾病，有胃病，有脾胃不足之症，有脾胃有余之症，有脾胃病五脏六腑相因相乘之病，从何说起？更仆未可终也。

曰：有余何以为病？

予曰：凡言不足，正不足也。凡言有余，邪有余也。胃实脾强，皆主邪说。

曰：吾知之矣。请言相因之病。

予曰：相因者，因脾胃之病而病也。因于有余者少，因于不足者多。只饮食减少一病，君试思之，其为累岂有穷哉？

夫人身虽有五液、七精、脑髓、经脉之纷殊，而大端不过气血。气血之原，皆出于谷精。谷精者，荣卫之所以生，气血之所以化也。谷入不多，则气之输于肺者少，而气以衰也。

其现症或惨沮而不乐，或洒淅而恶寒，或皮皱而肤燥，或溺少而色变，而音微息短之症，则其所必见者，是肺之因脾胃而病者也。且血之生于心者少，而血不充矣。其现病或心烦而心热，或口燥而舌干，或面赤而目黄，或神怯至语懒，而怔忡不寐之症，则其所必见者，是心之因脾胃而病者也。至于肝肾两脏，异体同源，其因脾胃而病者，大抵血少阴亏之故。夫肝本苦急，肾又恶燥，阴亏而肝不濡，其为病多有胁痛，口苦，寒热往来，多呕，喜怒，溲淋，便难等症，而䐜胀尤所不免。血少而肾失养，其为病多有腰痛腿酸，喜睡，善恐，喘喝，唾血，目眵，心悬等症，而发热尤所必见。此非追溯其由来，亦似无关于中土，要其渐积所致，则又肝肾之因脾胃而病者矣。且夫理非一言所能尽，病岂一例所能齐。

约而言之，五脏皆受养于胃，母病而子失乳，未有脾胃病而诸脏不病者。其或以次相及，则由脾而肺当先病，土不能生金也。由肺而肾当次病，金不能生水也。水亏则木不荣，由肾而后病及于肝。木枯则火气无，由肝而后病及于心。此五行之序，相因而见者，顾理则诚然，几见病之循循，有渐如是哉？惟因脾胃而病，且继脾胃而不能不病者，则情势之固然，断断不免耳。

曰：其相乘之病何如？

予曰：乘必因虚而致，未有有余而受乘者也。其变不可殚述，今姑举其大概。

脾胃病而心气乘之，必有烦渴躁扰之症，火亢土乃燥也。脾胃病而肺气乘之，必有痞闷闭塞之症，金寒土亦冷也。脾胃病而肾气乘之，必有壅肿痰涎之症，水泛土亦湿也。脾胃病而肝气乘之，则木来克土，是为贼邪，必至腹满膜胀，而饮食愈不能进矣。相乘之病，惟此为甚，是脾胃之大忌也。

李君骇曰：如是乎，现在此症，脉弦见于中部，而强食辄膜，君又谓是肝木克土，何以遂治遂愈，全不为害？

予曰：其为弦也微，而两手皆然，未尝单见于右关，是肝气未离乎本宫，而脾胃之受克尚浅也。故食而膜，膜而犹食，未至作呕作泻。吾乘其症尚可为之时，急以参、术培其土，土旺则势不受克，并以归、芍养其肝，肝平则气不横行，此所以数剂而获全瘳也。若固仍失治，或治之失法，驯至脉有弦而无胃，食到胃而急吐，虽有和缓，岂能起死人而肉白骨哉！

李君曰；甚哉！此道之难也，吾不敢复言症矣。君曷笔之，以告世之业医者？

予曰：予所言者，医之所习知也，不足为彼告，姑以告天下之不业医而言医者可矣。遂撮其略而录之。

议徐姓某病

徐姓者，居湖滨，耕而且渔，勤劳作家人也。以病诣予，再至不遇，遂留弗去，居二日，予归，遂求诊。

予视其人，肌肉未脱，而咳嗽音哑，息短而喘。问病几日，厥症云何？

曰：自去岁八九月间，始觉咳嗽，不以为意。其后日重一日，益之发热，畏风恶寒。求医诊视，以为感冒，用发汗药，两剂不愈，反致破腹作泻；自此时泻时止，药亦未敢再用。入春以来，饮食渐不能进，腹中结聚一块，硬结膜疼，医亦不复立方矣。

予诊其脉，虚大无力，中部微有搏结之象，而未越五至。问：医云何症，遂不立方？

曰：医未说病名，但云破腹音哑，药不能治。其实腹不常破，止偶尔大泻一二次，然每逢泻后，咳嗽反觉减轻。

时表丈王公在座，予谓之曰：丈知之乎？此病又是医家误认。其始发热致泻，药中必有麻黄，近日不与立方，则以为阴虚，不可救也。

其人曰：然。去岁药中果有麻黄。

予曰：此即医之误也。去岁秋热太甚，金行火令，咳嗽者多，并非风寒感冒，乃肺金为时令之燥所伤也。其所以发热者，金病于上，气不下行，肾水绝生化之源，故孤阳内燔，蒸而为热也。畏风恶寒者，肺主皮毛，肺病而卫外之气不固，故不任风寒也。此时止宜清金养肺，数剂可以痊愈，治不出此。而用麻黄，大热大燥之肺，岂堪益以热燥乎？肺热不支，奔注而下，移热于大肠，此所以破腹作泻，一泻而咳嗽反觉轻减也。然虽暂时轻减，病本依然未退，特值三冬寒水之令，势不加重尔。至春而肝木用事，木夹风火，又乏水润，其亢燥不平之气，乘时横行，乃益以重，肺家之燥，而如火益热矣。此所以音为之哑，息为之短，甚则气逆而为喘，甚则热结而成块，以至作疼作胀，饮食不进也。

夫饮食脾胃之事，非肺病之所及也。然肺燥而子不扶母，脾胃犹可自持，肝燥而木来乘土，饮食安能强进？此病若不急治，一交夏令，火旺刑金，肝病未必见退，肺病因而益深矣。然此时言治，较前已大费手，前止清金，今当并益其水，以肝气方亢，并借水力不能化刚为柔也。前止润肺，今当并养其脾，以肺金已萎，非借土气培养，不能变柔为刚也。吾为君立一方，必多服乃可。

王丈曰：养脾必用参、术，其阴不虚乎？

予曰：其阴安得不虚？然由阴分而病及阳分者，阳病终轻于阴；由阳分而病及阴分者，阴病终轻于阳。此病虽水亏肝燥，而病本终在肺家。观其息短音哑，且喘且咳，肺经诸症俱急，而大肉未脱，尤能步行二十里，来此就诊，若使阴亏已极，岂能徒步来去乎？且阴虚之不可为者，脉细且数也。此症

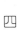

脉来虚大，犹胜于细，未过五至，不可言数，其中部搏结之象，则肝经之燥气，结于胁腹也，皆非不治之症，何惮之有！特参术则宜斟酌，未可放胆大用耳。遂为书方，用地黄、芍药、当归、麦冬、黄芩、菊花、生甘草，而少加参、术、兼用陈皮以和之。嘱令十剂之后，再来易方。

其人归，服五剂，嗽止热退，饮食倍进，遂理旧业，不服药也。月余，其邻人王姓病，指令求予，兼寄一信云：病愈，不须易方也。然王姓为予言，其音尚未尽复云。

议赵滕轩令嫒病

亡友赵君之女，王姓妇也。患难产，其弟告予，予书脱花煎付之。逾时复来，言药不能下也，人事不省。牙关已紧。

予往视之，入见此女，乃拥被在床，教人掖以坐，瞪目直视，不言亦不呻。索手为诊，两妪力牵不能出，盖卷抱胸前，如曲铁然。强擘一只诊之，脉紧而劲，不为指挠。曰：此中寒证也。屋中岂无火乎，何以至此？

一姬曰：前宵大风发屋，夫妻露卧至明，此时受寒，亦未可知，然日间初来言病，过午腹痛，知为欲产，此晚胞浆已破，胎抵产门，许久不下。将用药催生，忽大寒战栗，浑身俱缩，胎复上冲心腹，人事一丝不省矣。所以抱扶使坐，恐放倒气绝矣。既气不绝，腿直不可复屈，将如胎何？

予曰：慎勿放倒。遂出书方，用川芎、当归各一两，制附子六钱，陈皮六钱，肉桂、红花各三钱，令奔马急取。又令以葱二斤，煮沸汤，入罐中，覆以布，围以棉，一人扶持置其怀，熏令汗出。又泡乌梅擦其牙。此药互煎成，身已得汗，手足渐软，牙关已开矣，遂灌以药。药尽，又令取前开脱花煎，重加肉桂，煎以俟。

妇弟曰：药已入腹，可保无虞乎？

予曰：难必。夫产至不顺，性命已不可测；寒中而入脏，生死尤不可知。况当临盆坐产之时，加以至险极凶之症，一药不愈，犹能俟更求治法乎？

盖胎至将产，败血随之而下，新血因之而动，此骨节开张，脉络交弛时也，猝遇暴寒逼迫，大战大缩，气逆而上，骨肉凝重之胎，已被提入心胸，其散行离经之血，有不冲入脏腑，贯入胸膈者乎？此症不言不呻，人事不省，正是血入心包，汩乱神明之故。若止寒邪为害，在外则肢体强劲，在内则心腹大疼而已，不能如是昏闷也。惟寒胜而气为之厥，气厥而血从之逆，乃于痛苦至急之顷，现此知觉全无之象。若更历一时不解，寒凝血结，不可问矣。现在肢体柔和，牙关自开，乃外治之效，内病尚未可知。且胎之下者已上，生理之自然者已乱矣。即令更转而下，而人之困也已甚，生气之不绝者微矣。倘因产而脱，谁续其生？既幸而不脱，而进行上窜之血，犹恐稽留不下。苦产后败血不见，或见而不顺，肿胀瞀乱诸症，顷刻并起，险矣！汝曷入验其舌，若舌色不青，胎犹未死，是犹险中一善机也。

言未已，有姬出，问：胎抵小腹，又将下矣，预备之药用否？

予令急服。服后不久，而胎下女也，竟犹未死。而病人则昏然，人事犹未醒也。

天将曙，问：病人稍醒否？

曰：能言能动，尚不识人，败血亦如常顺下。

予诊之，见脉紧悉化，别无恶候，为书理气活血之方，嘱令续服，遂归。

附：脱花煎方：牛膝二钱　车前二钱　红花二钱　当归八钱　川芎三钱　肉桂二钱　酒一盅，引热服。

若死胎不下，加朴硝三五钱，即下。

议堂伯父近仁公病

堂伯父近仁公，资禀素壮，精神强健，偶因心绪不佳，饮食渐减，语复而善忘。然家事未尝不自理，亲族有事，乘轿往来，远近无废也，时年八十九矣。一日饭后，偶赴闲院小憩，遂兀坐不能起，家人逼视，目则直，口则噤矣。急掖入室，飞足走告于予。

予奔至，则犹兀坐床上，四肢俱凉，不伸不屈亦不动，见人似视而不能言。执手诊之，脉浮而劲，微带涩象，掐以指，亦绝不觉。予曰：风寒两中病也，急药勿需时。遂书附子、干姜、麻黄、桂枝、党参、黄芪、当归、川芎、陈皮、半夏、炙甘草，发人急取，而令家中备药铫炉火以俟。

时病起仓猝，族中皆未知，惟萼亭兄与中选兄在。中选即伯父子，重听而性执，但急后事。萼亭则伯父之胞侄也，问予曰：尚可治否？予曰：尽在一药再药，期之今夕。今夕不愈，虽不即危，瘫痪亦所不免矣。

夫脉浮为风，劲为寒，浮劲而涩者，饮食在胃，适触风寒之邪，迫聚中脘而不能下也。夫以九十岁之大年，风寒外伤，营卫之道路俱闭，饮食内结，升降之关窍不通，宜乎颓然昏冥，一倒而不复支持。顾犹兀坐不仆，如扶掖然，此得天之优，盖有砥柱于肾命之中，根深蒂固，决不轻易就靡者。以此觇症，不当与寻常高年并论也。

且夫风寒之中人也，轻则口眼㖞斜，肢体弹缓，重则唇缓涎出，神昏不语。此已神昏不语，而无唇缓涎出之症，风入于脏而势未张也。寒之中人也，内则胸痛胁胀，心腹绞痛；外则肢寒口噤，筋脉急挛。此已肢寒口噤，而无筋脉急挛之症，寒中于经而邪未聚也。

夫其所以未张未聚者，何也？有肾命之真元，有新生之谷气。谷气者，正气也。正气方达于外，风寒遽入于中，邪正相搏，正既苦于不胜，邪亦未能遽炽，再逾数时，谷气已衰，肾气不能独支，则弛然就卧。而风寒之侨寓于中者，乃蹈虚抵隙，沛乎四散而不可御矣。夫驱病如驱贼，乘其未炽之时，速以药力驱之，始入之客邪，尚在游移而未定，将溃之正气，加以补导而自生，携正气以助药力，区区无根之风寒，有不散归乌有者乎！特患疑畏不决，进药太迟，延缓时日，则难为耳。

曰：适言饮食迫聚，关窍不通，何处又有谷气？

予曰：已受风寒之后，有质之饮食，未免迫聚于中脘。来受风寒以前，无形之谷气，早已散布于各经。经曰：食气入胃，散精于肝，淫气于筋。又曰：食气入胃，浊气归心，淫精于脉。又曰：饮食入胃，游溢精气，上输于脾，脾气散精，上归于肺。故胃气不息者也，入者自入，散者自散。自始饮始食，以至饱而起，起而行，而气之升腾于内外者已多矣。试观

卷

四

187

肥弱易汗之人，一饭未毕，汗已周身，即其验也。言次，药至，煎已进一剂，微汗，遂霍然愈。

其后姻戚张亦受此病，数日始延予，比至视之，瘫矣。用药虽至数剂，亦竟无益。故凡风寒暴中之病，皆当及时急治，否则难为也。

议从兄茂亭病

从兄茂亭，外实而内虚，尝得风病，口鼻喝僻，愈矣，而语卒艰涩。《金匮》所谓风络舌本，舌强口难言也。四月八日，乡之西岗村，例有香火会，农器牛马，诸物皆萃。从兄往市，归而即病。越日病甚，人事不省，从侄广伸走告于予。

予适不暇，命弟辉照往视。次日予往，则向藜弟亦在焉。问症何如？

曰：寒证也。药用桂、附，已服二剂，病势殊无加减。适又取到一剂，煎成犹未服也。

予入视之，见脉仅三至，沉细无力，身亦微温不热，昏睡沉沉，手足皆不动移，谓向藜曰：脉症俱现少阴，的系虚寒。何以两剂桂附，全无起色，药岂未入腹乎？

吾与弟亲饮之，勿托家人手也。遂令广伸扶之起坐，予取水润其口。方将进药，适见其口内燥甚，以指摸其舌，干如树皮，芒刺森然。

予急取药汁尽倾之，谓向黎曰：大误矣。此火证也，津液枯极，再用桂、附，则绝矣。遂疏清火生津之药，而黄芩、麦冬、花粉，各至两许，令人急取。

向藜骇惧，移时始曰：阳极似阴，症则有之，然脉不至如是之迟，迟亦不至如是之无力，此病何以至是？

予曰：正不可解。然由今观之，沉昏不醒，正是火迷。舌干有刺，确系津枯。二症最真，余症皆假矣。岂脉亦有假乎？复召广伸细问之，始知从兄在会之时，大食角黍、馄饨汤饼，至无算。归而病，犹食汤饼二大碗。次早病甚，犹食一碗有余，至夕昏然无觉，乃不复食耳。

甚哉！人既健饭，何遂如是？乃知其脉与症之所以至此之故矣。

夫病者，偏阴偏阳之气。脉者，气之先声也。偏阴则寒，偏阳则热。热则现洪大浮数之脉，寒则有弦细沉迟之脉，此察病之大概也。然病之始发也，其气甚微，寒与热，人尚不觉。而胃中天真之气，独能潜通默喻于其间。故偏阳则能食，偏阴则不能食，此亦病势之自然，不易之定理也。

此病在会之时，即是发病之日。而能大食多食，可知病偏于阳，明是热证。徒以寒湿重滞之物杂投并进，反将病气闭入胃中，两相搏结，病气不能外宣，食物不能内化，而自然之胃气，亦遂坐受其阻遏，不复上达于寸口矣。此所以肌表既不大热，脉来亦甚迟细也。然惟肌表不热，而在中之热难测矣。何也？既已感邪，不能不病。同一病也，散布于一身而诸经分受其邪，其为害也犹浅；尽聚于胃中而一区独受其病，其为热也弥深。现在舌干欲裂，神昏不语，胃家之热已蒸然溢入心脾。而未化之食物，其多可以滞病，其气亦不能不助热。病为食滞，反益其热。不急泻去其食，热可清乎？特恐结块巨硬，势不能出，姑先润之，至时犹费区画耳。

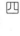

卷四

药至，遂煎以进。服下，脉少起，四至矣。再剂，又起，五至矣。比及三剂，六脉洪数，浑身大热，而人事亦大清醒矣。乃少减芩，栀，多用归、芍、麻仁、杏仁、郁李仁之属，养阴润肠。凡四日，频频见汗，表热尽解，遂入硝、黄以泻之，而子令广伸备导法以俟。比粪至肛门，果不能下，以法出之，结块盈盆，病乃痊愈。

议表侄吕殿甫病

表兄吕瑞甫之子殿甫，庠生也。勤于持家，诸事躬亲，方在营建，而学使按临，迫于试期，急急往试，试毕急返。形神俱躁，又因解衣纳凉，触冒风寒，遂发热。始而烦闷，继而发狂，越日病甚，奔走呼号，妄言骂詈，亲疏不识矣。于是，见者皆曰痰必急开，或曰火宜速清。

予视其脉，数而且大，两寸尤甚，谓表兄曰：此症火与痰俱，诚如人言。然犹有风寒之邪，郁闭在表。不解其表而攻其里，无论里证不退，即退而表邪入里，其变不可胜言矣。

大抵此症表里俱急，法当内外兼治，治外之法，不过辛凉解散，疏去风寒，勿令内陷而已。治内之法，虽云开痰降火，然如世俗之大开大泻，峻燥兼投，则不可也。经曰：重阴则癫，重阳则狂。又曰：阴不胜其阳，则脉流薄疾，病乃狂。

夫狂虽阳病，亦必阴先受伤，一水不胜五火，其亢燥拂郁之气，尽升腾而聚于胸中，乃至颠倒心志，汩乱神明，一发而莫可御耳。开痰泻火之药，可以治病，而无益于阴，岂但无益，抑又伤之矣，何也？痰亦阴也，壮火灼液乃成痰，开痰之药，必先夺液，液随痰去，阴分安得不伤？已伤而复伤之，则衰残之微阴，愈不能合壮阳而济其亢，病之已也，无日矣。世俗凡遇此症，无非泻火开痰，而往往不愈者，皆于此道未讲也。

且此病之始起也，由于躁急太甚与行远过速。躁急太甚，则心包之火动，而阴伤于上矣。行远过速，则阳气内伐于肾，而阴伤于下矣。上下之阴俱伤，即不遇外邪，亦恐不免于病，而适当壮火之方炽，加以风寒之两感，腠理固密，阳气不宣，内热欲出而无门，表邪反逼而内就，其蒸腾督闷，苦极无奈之情，虽欲不狂得乎？目下最急要者，止在表解得汗，腠理一通，内热自减，昏乱躁扰之形，亦必少就宁贴。然后重用养阴之药，合之开痰泻火之品，痰清火退，而阴液并复，乃可徐徐求愈。如诸世俗劫夺之法，未见其可也。

表兄唯唯，予乃遵法治之。三剂而表病解，人事少清；五剂而内症退，人事大清；十余剂后，阴平阳和，病痊愈矣。通计前后所用之药，葛根、薄荷、花粉、麦冬、黄芩、栀子、生地、杭芍、丹皮、郁金、瓜蒌、枳实、橘红、川贝母而已，大黄间用一二次，其余金石峻燥之品，未尝分毫入口也。

议甄绪楚夫人温病及其女与女婢同时温病

姻戚甄绪楚，知医者也。乃室病温，里热方盛，经事适至，数日而狂，越日狂甚。医以承气汤泻之，大下积粪垒垒，狂不减。更用导痰散，吐痰数升，仍不减，乃延予。

予时客于沂，重山间隔，相距百数十里，四日乃至。比至，其病已半月余矣，狂势稍退，而妄言不休，哭笑无时。予细询其始末病情，入诊其脉，曰：此热入血室也。无伤于命，而不能骤痊，俟经事再行则愈矣。然目下脉来虚大而数，阴气已亏，而邪热犹盛，非清热养阴不可。

绪楚曰：前亦疑为此症，自吐下后，曾用小柴胡汤二剂，以病未大减，又其所现之症与方书不尽相符，是以仍归迷途。君何以确知为此症？

予曰：以君之言，于发病之次日而经事至。于经尽之次日而狂兆现，不属之此症，复何属？至于病形所著，古书原自不同，有云胸胁下满，如结胸状，谵语者；有云寒热往来，发作有时，如疟者；有云昼日明了，夜则谵语，如见鬼状者。

此症胁胀胸满，心下痞硬，下迄脐腹，按之则疼，是血室之邪，随冲脉而上下，已与阳明之经气相搏，则如结胸状一症备之矣。多言不休，或道亡人，疑神疑鬼，忽哭忽笑，是血室之邪，随包络而上攻，正与心主之神明相持，则谵语如见鬼状二症备之矣。忽而身热，忽而身凉，虽无缩作之形，已有寒热之迹，亦血室之邪，内较于厥阴，外现于少阳，则如疟一症，又备之矣。具一症者，古人已知为血室之证，今诸症具备，而又有凿然不诬之病因，容可舍血室而别寻歧径乎？

夫其异于古所云者，古人止言谵语见鬼，而此症妄言骂詈，甚至于手口伤人。古人明云昼轻夜重，而此则轻重无时，甚或昼甚于夜。以此为疑，不为无见。不知此症未病之先，本有积怒，肝经之气横矣。已病之后，火来大清，阳明之热盛矣。两者俱属阳邪，而与血室之热错杂并见，是以谵妄，进而为狂，白日或重于夜，是其所以不同者，兼此二症之故，非血室之病未确也。今但养阴清热，则肝气可以渐平，阳明不至燔灼矣。惟血室之病，深在胞宫，复壁重垣，攻之不易，非借经水涤荡，几于无路可出，此古人之所以又有勿犯胃气及上二焦之说。

盖必经事再行，热乃随势以去也。不俟经期，而望其旦夕之就愈也，难矣。

曰：症诚如是，亦有显然可据之脉乎？

予曰：以予所见，有脉来弦细而涩者，是经未尽而热入，热与血搏，合同为病者也。有脉浮盛而数者，是血已尽而热入，乘虚四扰，热独为病者也。此症之脉虚大而数，已形阴虚之候，不见血结之诊，正是经已尽而始入者。要之循名核实，仍当以症为断。古人于此未尝明著何脉，不宜凭臆妄决也。

曰：现在心下硬痛，牵及右股，按之而痛愈甚，其势如抽，何也？

予曰：血室者，冲脉之汇。冲与阳明，合于胸前。而阳明之脉，下乳挟脐，过气街，行股前廉者也。血室之热充溢于冲，入于阳明，大经小络，无非热邪弥漫。按其上，而下之鼓胀愈急，一脉之引，呼吸相通故也。绪楚唯唯。予乃以小柴胡汤，合清热养阴之品治之，数日热势大退，饮食渐进，谵妄之形全无，惟语言尚多而已。

方在调理时，其女亦病，无何，而其婢又病。其女为孙绒三子妇，以母病归侍汤药，未免过劳，一病遂剧。诊其脉沉细短数，而身热头痛，口燥咽干，兼以烦满。

予曰：此病极似两感，其实发于少阴，古人所谓伏气也。当以少阴立治，导以热邪，从小便泻去，升散解表之药，一毫不可

卷
四

用。若用之，则热邪随药上升，非肿结于咽喉，即血溢于口鼻，甚则气追喘促，呼吸存亡，危在旦夕矣。转观其婢，脉症悉与主同，遂皆用清热利小便之品，甫一剂，而经事皆至。

绪楚大烦曰：现在一热入血室证，辗转二十余日，尚未全瘳，倘此二症复然，一家鼎沸矣。奈何？

予曰：急治勿需时，比经尽，热亦可乎，料亦不至轶入血室矣。且血室即有微热，而无他经之热合势交蒸，为害亦不重。惟症发少阴，势非一汗所能解，此处未免费手耳。乃重剂急服，婢先愈，主次之，二病皆全。而前症犹未尽解，直至经行，病乃霍然。

议伤寒温热两感之治并附治验数则

经曰：人之伤于寒也，则病为热，热虽甚不死；其两感于寒而病者，必不免于死。又曰：两感于寒者，病一日则巨阳与少阴俱病，则头痛口干而烦满；二日则阳明与太阴俱病，则腹满身热，不欲食谵语；三日则少阳与厥阴俱病，则耳聋囊缩而厥，水浆不入，不知人，六日死。两感之载于经也如此，洵可畏哉！

然有元·张洁古制大羌活汤以治两感，是虽经言必死，古人未尝不治。所以然者，其为病，非感而遂死者也。自始病以至于死，犹须六日，则此六日之内，良药重剂频投不已，料所赖以全活者，亦不少矣。惟医家畏避不治，病家服药延缓，三日之后，脏腑不通，荣卫不行，虽有良药，不能下咽；即下咽，而药力不能独行，则万难为矣。予生平频经此症，大抵始病一日而治者，十全八九；二日而治者，十全五六；三日而治者，十全一二而已。三日以外，人事一毫不省，昏然直如死人，治亦无益也。

从兄云柯，戊午之冬，病两感。始病而予适至，其脉不浮不沉，现于中部，数而且濡，重按全无，阴亏邪盛之证也。其状头痛身热，忽睡忽醒，乍静乍烦，时或自笑，目涩难开，太阳与少阴同病也。知其可治，而恐其惮于服药，缓不及事，故谓之曰：不可为也，速备后事。一家大哭，恳求拯救。

予曰：若治，须以七八两之重剂，一夜服尽两剂，明日改方，再定生死。遂重用生地、白芍、当归、阿胶养阴之品，而以苦寒清其热，辛凉解其表，两剂而病退十之八九。次日，改用甘寒，疏荡余邪。谓之曰：可保得生无虞矣。其药遂不复服，绵延十余日乃愈。设当发病之始，语可以治，则前二剂必畏其重，而不敢服，服亦缓而不肯急，迁延犹豫之间，热邪愈盛，真阴愈衰，不旋踵而神明昏乱，经络闭塞，药入无用矣，尚望愈乎！

丁未季冬朔八日，予冒大风甚寒，赴召于姻戚家。其病为产后伤寒，表里同病，头痛脊强，腹疼欲绝。急治之，自夕至夜，连与重剂二，彼病全解，而予则病矣。为症头痛身疼，畏寒已甚，合眼则寝，梦则谵语，六脉沉细而紧。姻戚劝速药，予曰：药须用，在此则不可。吾病寒邪重，外伤太阳，内中少阴，两感症也，非麻黄附子不为功。服此之后，必须谨避风寒，在此岂能两便，速送吾归可也。

曰：君方谵语，附子乌可用？

予曰：此非君所知也。病至两感，太阳之寒自外而内侵，少阴之寒自下而上攻，反将身中自有之阳气，逼入胃腑，拥入心包，所以时而昏睡，时而谵语。是此时之谵语，乃阳气之郁闭为之，非阳明之邪热为之也。解去表里之寒，阳气一舒，谵语自止矣。但须及今即用，再愈两日，吾病昏沉，他人敢投此药乎？遂闭车门，驰而归。急取麻黄附子细辛汤，一剂而瘥，再剂而痊愈。

其余两感之治，亦多类此。大约伤于寒而为寒，则酌加参、姜、桂、附；伤于寒而为热，则重用归、芍、地黄。所以然者，虚邪不能独伤人，必因身形之虚，而后客之。一日之感，由太阳遂入少阴，此固外邪之难防，亦实内守之先弱。惟阴虚于内，身中已有热征，而外邪之抵隙而来者，乃悉从阳化，顷刻而表里俱热。阳虚于中，坎宫亏其真火，而表寒之循腧而入者，乃肆行凌虐，俄顷而内外皆寒。

夫阴虚而益以邪热，阴愈亏矣，不补其水。即苦寒并用，何以为化汗之资？阳虚而固以外寒，阳愈微矣，不益其火，即辛甘杂投，何以壮酿汗之用？故治此之法，培本急于祛邪。阳邪酷烈，则顾其阴；阴邪渗洉正，则顾其阳。拯衰救微，其大较也。二日、三日之治，皆不逾此。此予所屡试而得效者，固理势之自然，亦古人之成法，非创获也。谨志其略，聊以见两感之症，非不可治，而尤不可不及时而急治云尔。

议赵仁趾夫人暴崩失血病

赵仁趾夫人，年四十余。暴崩失血，三日不止，呼救于予。予问其因，虚耶？劳耶？气耶？火耶？其有所伤而损耶？

赵君曰：损则无，其余数者似皆有之，难以确指也。

问：何不早治？曰：医欲用十灰散，以未得棕，尚在寻觅。

予曰：固哉！灰虽有十，迫急之时，得一则用一，得二则用二，至十备其九，亦云全矣。乌有因一味不备，而令人忍死以待者。此无他，殆恐服不效，而又别无他法，故为此藏拙之计耳。目下病势何如？

曰：现在时下时止。其下也，周身经络处处作响，自四肢宛转而内，渐达于胸膈，渐下于胁腹，渐及于脐下，则血大下矣。下已，周身又响。

予曰：此脏腑血尽，转而挹之外体，外体又尽，转而挹之四肢，至四肢之血尽，则更无余矣。此时必心热烦躁，气逆而喘，头面一阵大汗，阳从上脱，不可复挽矣。及其未脱也，当重用养阴敛气之药，但资十灰无益也。十灰仅能止血，不能复阴，阴已将尽，无以续之，则危矣。

归与医商，时不可缓。赵君急归，则医已潜蹿去矣。于是，飞舆延予。予至，则病人头汗津津，心中烦热，兼之呕逆，势危甚。入诊其脉，浮数无根，谓赵君曰：此惟人参可救，乡僻安从得此？重用党参，合诸养阴之品，可也。乃用党参、生地、白芍各一两，麦冬、萸肉、黄芩、元参各六钱，阿胶四钱，石斛五钱，五味子钱半，煎汤二升，加十灰散二钱服之。

服后稍寝，头汗渐止，呕逆不作，复以稀粥服之，遂熟睡。次日，更进一剂，连啜稀粥数次，心中始不复热，脉之浮者渐沉，数者渐退矣。乃少减前药，去萸肉、黄芩，加山药、芡实，嘱令日进一剂，而续续分服，必与稀粥更迭间进。

赵君请问其故，予曰：君不知乎？食以养阳。夫阴阳互根者也，大失血后，固属阴亏，然血去而气亦随之，阳亦几于无余矣。此症重用阴药以养阴，即当并用阳药以养阳。养阴之味，地黄、芍药之属，足以胜任矣。养阳之味，止一薄劣无力之党参，其堪恃乎？舍党参而他求，性味又不相宜，不得已借资于粥，不过奏功稍缓，其实为用无弊。所以然者，粥之气味，粹然精醇，易食易消，能升能降，与胃中清和之气最相得者也。胃有谷力，正气不馁，药之入于胃中者，各自从容散布于各经。是参力不及之处，而谷精以为之续，则阳生阴化，血之复也可望矣。

曰：古人养血，皆用四物，兹何以不用芎、归？又去萸肉、黄芩，而用山药、芡实，何也？

予曰：芎、归诚能养血，然性动而气温，其行之阴也，滞者可使之流，静者能使之动。夫惟阴血不静，乃至崩而大下，又可以流走窜动之品，助其动而引之下乎？去萸肉者，已有芍药，恐酸敛之太过也。去黄芩者，已有元参，恐苦寒之伤胃也。用山药、芡实，正与用党参、稀粥同义。然党参合稀粥，生发胃气，宣通之意多，恐阴药之滞腻不行也。山药合芡实，填补胃气，固涩之意多，恐阴药之沉滑作泻也。夫病至危迫之时，治法亦极为逼仄，岂一意孤行，遂能安全无弊乎哉？赵君称善。

予将归，复嘱之曰：此病全在保养，慎勿妄动，起坐行立即能，亦勿遽耳。目下血止不下，仅有得生之意而已，可保无虞则来也，更历一载不犯，则气血重固，乃更生之日矣。复指其幼子曰：当为此子，善觇其母。盖赵君之于室家，多有不甚平处，故因以规之云。

议诸积血吐血泻血之治类记数则

则一

张姓之妇，病温月余。病解热退，而腹疼大作，大便全下血块，小便滴沥不顺，兼之喘满䐜胀，一日之中，昏愦时多，少醒则呼痛求死而已。其脉右三部浮迟而劲，得革象，左三部沉迟而涩，现结征。

问：曾饮冷否？

曰：前病时，日夜尽饮冷茶。

予曰：是矣。温热之病未有不伤血者，血伤于内，遇冷则凝，久而阻碍经络，闭塞气道，升降出入之机不顺，则喘满之症作矣。腹疼者，气欲行而血闭之，冲激鼓荡而致此也。愈冲而其闭愈坚，愈坚而其冲愈疼，血不得开，肺气不得下降，小便失其化源，安得复利？犹大便未闭，死血稍有出路，然所下者，肠胃之血耳。冲任厥少二阴之血，终须自小便出，此非小便大利，则血不开，气不降，䐜胀喘满之症，终无已时也。遂书桂、附、参、苓、泽泻、木通，合桃仁承气汤与之。

戚友以为峻，曰：人将死矣，可任大黄乎？

曰：不如此，终不免于死，等死也，与其不药而死，何如服药而死？况服药之未必死乎！

遂令急服。其日，下死血一二升，腹疼稍止，人事顿清。

次日又疼，依然昏愦矣。诊其脉，沉涩浮劲如前，而迟象悉变。乃即前方去桂、附，加香附、元胡与之，仍不愈，更与开窍之药，一服大效，再服痊愈。愈后，下死血无算，大小便俱利，更有朽胎如拳，随败污而下。乃知前天腹疼欲死之故，非尽败血为害，亦是死胎作梗；非尽正气不运，亦是死胎未下。得开窍之药而愈者，窍开路通，气血得行。其实所以得下之故，仍是枳、朴、大黄推荡之力，非一二香窜之味，遂能攻坚导滞，起九死于一生也。病家深赞后药，而不知前效，故为剖而言之。

则二

姻戚赵某之室，患淋，绵延数日，膜胀呕吐，心中烦热，饮食因以不进。诊其脉，六部俱沉，滞涩有力。曰：此非淋症，腹内必有积血。若从淋治，专用淋药，则误矣。

家人曰：然。前用淋药四剂，小便愈不能下，以为积血诚是。渠自一二年来，经行不顺，临期腹疼，恒三五日一见，甚无多也。但病在经，何以小便淋漓，而又膜胀呕吐，心中烦热，何也？得毋转入发热乎？

予曰：此病久而失治，癥瘕发热之说，诚所不免，然现在脉来不数，而所积之血，犹在忽聚忽行，半通半塞之间，谓发热则未也。其所以变现诸热证者，涩带有力之脉，全现于沉部，阳陷阴中之明征也。夫经行不顺，阳气尽郁于血分，胞宫积血之区，其蕴热必深矣。胞热而上蒸于心包，轻则为烦热，重则为瞀闷；下移于膀胱，轻则为淋浊，重则为癃闭。所以然者，胞本女子之一脏，上通心包，下近膀胱者也。此症心中烦热，小便淋漓，正是胞宫移热之所为。而胞宫之热，则又血瘀气郁之所致。总一经行不顺，是其病本也。

䐜胀呕吐，又属因病而病，节外之支也，何也？巨阳引经者也。小便不利，巨阳不能引经下行，则气逆而上，可以为䐜胀，亦可以为呕吐；水逆而上，可以为呕吐，亦可以为䐜胀矣。此虽大为人累，实皆无关病源。但理其久郁之气，下其久积之血，血流气畅，诸症自止矣。妄用淋药，无益也。

遂用香附、元胡、枳实、郁金理其气，赤芍、当归、芎和其血，柴胡以散其郁，鳖甲以破其结，而加大黄、红花引之直下，一剂而血积行，数剂而小便利，十余剂后，饮食大进，诸症霍然矣。

则三

有以吐血求治者，其症胸膈䐜疼，喘息不利，其脉两寸壅郁，浮沉俱盛。

予曰：君曾酒后与人争气乎？病似由此而得。

曰：有之。顾未知病之得，果由此乎，抑积劳伤力所致耶？

予曰：积劳伤力，症属不足。今现有余之脉，定是因怒致病，胸中之血正多也。经曰：阳气者，大怒则形气绝，而血菀于上，使人薄厥。又曰：因而大饮则气逆。夫饮则气逆，怒则气上，酒与怒不容相值者也。此为酒后气盛，适逢暴怒，周身之气俱奔腾而入胸膈，阴血随之进入清道，透入膈膜，其后气平而渐降，血留而不归，而胸中空旷之地，遂为浊阴填塞，乃至䐜疼痞闷，喘息俱艰矣。

卷四

　　夫在上者，因而越之。因势而利导之，正治也。此必大呕大吐，出尽败血，乃得无虞。昔华元化治某太守之病，知其当以吐血而愈，受其馈，不赴其召，遣书骂之，引使大怒，果大吐血而病瘳。此古人元妙通神之技，非后人所宜效颦也。然血在膈上，吐之则顺，下之则逆。此症不吐，病无由尽，吐之或过，又恐触动新血，败血去而新血并出，则病益加病矣。姑用理气活血之药，使其势可由己徐徐出之可也。乃以枳壳、香附、郁金、当归、川芎、红花、生栀，豆豉为剂，服后渐吐渐多，胸膈渐宽。数剂之后，血不复吐，而病痊愈矣。

则四

　　于氏之子患吐血，屡医不痊，日渐发热，求治于予。予视其脉，浮大而数，重按全空。

　　曰：此病发于肾经，阴亏而火旺，吐血中之最重者也，非大用地黄不可。

　　曰：用屡矣，病卒不减。索视其方，果地黄、阿胶、芍药之属，而枳壳、陈皮、当归、丹皮居其半。予虽不欲摘人之短，又念于氏恳求甚切，不得不以实告，曰：此药无怪不效，止血而以动药参之，血不大出，斯幸矣，更冀其止，不能也。

　　于氏骇问：何药？

　　予曰：枳壳、陈皮，气中之动药也；当归、丹皮，血中之动药也。医之用此，必以痞闷烦热之故。不知阴亏于下，气逆于上，痞闷烦热等症，万不能免。惟有安定肾气，滋养阴血，使真阴复奠于坎宫，则浮阳自归其根蒂，岂有不窟不宅、游溢窜动之邪火，而可强抑使之下乎！

且夫养血之与止血，同途而异趋者也。阴亏而无失血之症，则宜养；养血之药取其动，动而从乎阳，血乃徐生。阴亏而兼吐血之患，则宜止；止血之药取其静，静而纯乎阴，血乃不泛。兹医所用养血之方，非止血之剂也。夫血当大吐之时，真阴失守，壮火交迫．虽有十分之静药，而以一分之动药引之，即不能止其风翻浪涌之势，而况枳壳、陈皮以利其气，当归、丹皮以活其血。气行血流，而以数钱之地黄泥其机，何异扬汤止沸乎！病之不瘥，职此之故，非地黄之不宜于此症也。于氏乃请方。

予用生熟地黄三两，麦冬、芍药、元参各一两，阿胶、黄芩、黄柏各五钱，八味煎汁，而和三七末一钱同服，嘱之曰：此药苦以降，酸以敛，甘以润，味厚力专，养阴而兼止血之剂也。然须缓缓分服，使药力从容灌溉，则遂入遂散，不患停留作闷。夫少则易行，多则难宣，理势然也。数剂之后，血必渐止。俟全止不吐，乃半减诸药，而以云苓、山药、莲肉入其中，可以多服无碍矣。于氏遵方服之，果数剂而吐止。

则五

张氏子患泄血，血与粪俱，求予诊视。予曰：不须药也，但令减食，常茹淡蔬，则愈矣。从之果愈。赵氏子患泄血，血与粪俱，求予诊视。予为书方，党参、白术、云苓、炙甘草、制附子，而加荆芥、防风炒黑同服之，服二剂亦愈。

或问其故，予曰：张氏子形气俱壮，六脉无病，其所以泄血者，饮食不节为之也。经曰：因而饱食，筋脉横解，肠澼为痔。又曰：阴络伤则血内溢，内溢则便血。夫六七岁小儿，何知樽节，偶尔饱食过度，而复与群儿奔逐嬉戏，阴络之伤也不难矣。络伤之后，逢饱则血溢，此所以全无病状，而血随粪下也。吾令节减饮食，既不患填壅而伤络，常茹蔬淡，又不患助火而动血。数日之后，已伤之络可完，数十日之后，已完之络且固矣，而何以药为哉？

赵氏子形气俱弱，又在泄泻下痢之后，其脉来迟而浮缓，右关尺为甚，肠胃空虚，风从内生之确候也。夫风者，善行而数变，适在肠胃之内，故逼血下溢。若其逆行上窜，轶入各络，不知又作何症矣。然即此一病，较之寻常内风飧泄、中热、烦心、出黄等症，不已重乎！而在已虚之肠胃，又夺其阴，其能不药自愈乎？吾乘其势未大炽之时，急以四君子实其中气，而用附子、荆、防迫之使下，风势一去，阴血自静而内守矣。荆、防必炒黑者，生则上行而动血，黑则下行而止血也。此与张氏子同病异源，岂一例所能齐哉！或乃称善。